L'ÉDUCATION

DES

FACULTÉS MENTALES

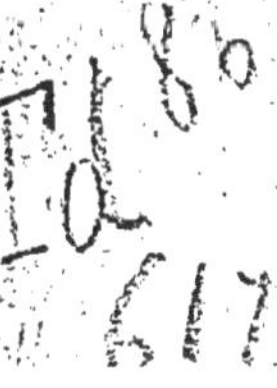

PETITE BIBLIOTHÈQUE MÉDICALE
A 2 FR. LE VOLUME

L'ÉDUCATION DES FACULTÉS MENTALES

PAR

LE Dr J. J. NOGIER
MÉDECIN PRINCIPAL DE 1re CLASSE
MEMBRE DU COMITÉ TECHNIQUE DE SANTÉ DE L'ARMÉE

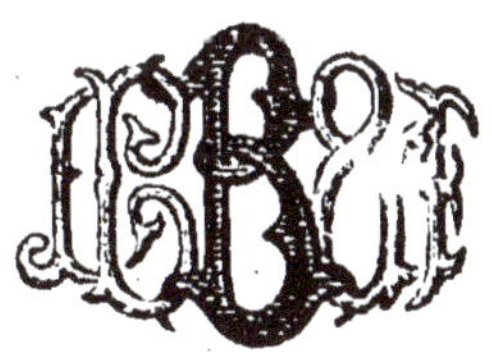

PARIS
LIBRAIRIE J.-B. BAILLIÈRE ET FILS
Rue Hautefeuille, 19, près du boulevard Saint-Germain

1892

L'ÉDUCATION

DES

FACULTÉS MENTALES

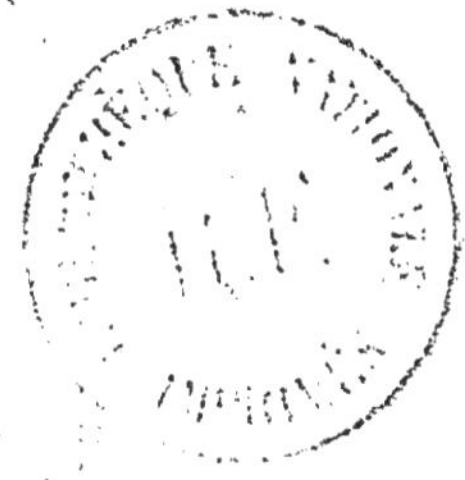

PAR

Le Dr J. J. NOGIER

MÉDECIN PRINCIPAL DE 1re CLASSE
MEMBRE DU COMITÉ TECHNIQUE DE SANTÉ DE L'ARMÉE

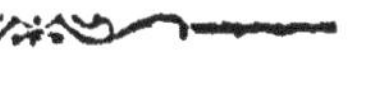

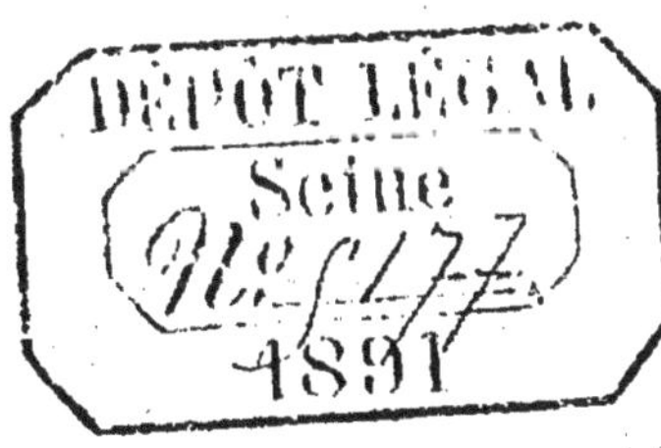

PARIS
LIBRAIRIE J.-B. BAILLIÈRE ET FILS
Rue Hautefeuille, 19, près du boulevard Saint-Germain

1892

L'ÉDUCATION

DES

FACULTÉS MENTALES

CHAPITRE PREMIER

CONSIDÉRATIONS PRÉLIMINAIRES

MMAIRE. — L'organisation de l'éducation est un pro- ılème complexe, qu'il faut chercher à résoudre à l'aide les données scientifiques, qui sont ses principaux fac- eurs — L'éducation utilitaire, que l'industriel donne ı l'ouvrier, fournit une solution du problème sous une orme simplifiée. — L'éducation de l'enfant peut être alquée sur le même plan. — Les intérêts des sociétés ont ceux d'une grande industrie coopérative et les ôles particuliers sont analogues à ceux qu'exige toute ollaboration industrielle. — La bonne répartition du ravail comporte pour les uns le savoir, pour les autres e savoir-faire. — L'éducation limitée au strict nécessaire doit donner l'une ou l'autre de ces aptitudes, en apprenant à l'enfant à se servir de ses facultés d'action et de conception. — Pour être à la hauteur de sa tâche, celui qui enseigne ne peut pas ignorer le mécanisme fondamental de ces facultés, ni les conditions favorables ou défavorables à leur fonctionnement. — Ces notions indispensables d'anthropologie pédagogiques font l'objet de cette étude.

L'instruction des masses est devenue de nos jours une des questions sociales les plus importantes, elle préoccupe avec raison beaucoup d'esprits, car sur elle repose la vitalité et la prépondérance d'une nation.

Mais on s'irrite des longs efforts que cette éducation exige, on est découragé par la lenteur des résultats, on détermine souvent du surmenage ; aussi tout le monde est convaincu que l'instruction publique n'est pas dans la bonne voie et on réclame des réformes.

En effet, dans l'éducation actuelle, il n'est pas assez tenu compte de la faiblesse organique de l'enfant, de l'état rudimentaire de ses aptitudes, ni de ses besoins matériels.

Pour sauvegarder l'évolution normale de l'enfant physiquement ou fonctionnellement, et ne pas dépasser les limites de ses forces, il faudrait avant tout connaître ses facultés et leur évolution.

L'éducation est un problème très complexe, dans lequel on s'égarera sans cesse, si pour le résoudre on néglige les données scientifiques, qui sont ses principaux facteurs.

Nous nous sommes proposé d'essayer de le discuter avec ordre et méthode d'après ces préceptes. Nous nous abstiendrons de passer en revue toutes les définitions, qui ont été données de l'éducation, et les buts sublimes que l'on voudrait lui voir atteindre; car les philosophes ont toujours placé cette question sur un terrain si élevé et si abstrait, qu'on n'a pu en tirer des conclusions pratiques ou précises. En physiologiste, nous laisserons au contraire de côté toutes les considérations métaphysiques et religieuses, qui viennent généralement obscurcir la question ou aveugler sur les conditions matérielles et inéluctables de l'existence : loin de chercher à échapper à ces dernières, nous devons nous appliquer particulièrement à les reconnaître pour y satisfaire, et de cette étude plus rationnelle naîtront inévitablement des conclusions plus pratiques.

En conséquence, simplifions d'abord le problème, en analysant l'éducation prise dans un sens étroitement restreint au côté utilitaire, et prenons pour exemple, celle qui se donne à l'ouvrier, toutes les fois que son travail doit comporter l'emploi d'une machine un peu délicate.

Cette éducation est d'un type assez uniforme et son programme se compose toujours des éléments suivants :

1° *Faire connaître à l'ouvrier les organes essentiels de la machine à manœuvrer;*

2° *Lui apprendre à les mettre en jeu, en lui révélant au fur et à mesure leurs principales fonctions;*

3° *Lui montrer par quels procédés on peut, avec le même appareil, atteindre divers effets et obtenir différents résultats;*

4° *Enfin l'avertir, que tel organe d'une importance majeure est fragile, qu'il faut le protéger et le soigner, sous peine de voir l'instrument se détériorer ou même s'anéantir.*

Bien plus, l'industriel exige encore, pendant quelque temps, que l'ouvrier ne fasse mouvoir la machine que sous l'œil d'un contre-maître expérimenté, toujours prêt à le guider, et celui-ci ne se relâche de sa surveillance, que quand il est convaincu, que l'éducation est suffisante.

Tout le monde s'accordera à reconnaître, qu'aucune de ces précautions n'est inutile, ce plan d'éducation, sanctionné par une longue expérience, ne peut avoir que d'excellents résultats, il est irréprochable et il est suivi dans les circonstances analogues par tout industriel soucieux de ses intérêts.

S'il renonce imprudemment à cette éducation méthodique, il n'est pas douteux que l'ouvrier intelligent, à force de tâtonnements, arrive à s'instruire seul et qu'il parvienne empiriquement à faire fonctionner des appareils simples : mais, sans parler des lenteurs et des maladresses inséparables d'un tel apprentissage, l'ouvrier n'aboutit pas, dès que la machine est un peu compliquée, et l'industriel risque des mésaventures nombreuses, ses appareils sont souvent faussés, détériorés ou usés prématurément par des manœuvres ignorantes, il n'a aucune sécurité.

Dans tous les cas, l'absence d'éducation est préjudiciable à l'un et à l'autre : car d'une part l'industriel est exposé à subir pendant longtemps les pertes accumulées, qui résultent de la lenteur du travail, des produits manqués, des frais élevés d'entretien et de réparation de machine ; d'autre part l'ouvrier payé à la tâche ne reçoit qu'un faible salaire, équivalant au produit de son travail, et le prix de sa journée ne peut être aussi qu'en rapport plus ou moins exact avec son savoir-faire.

Il peut paraître puéril de rechercher ainsi la meilleure manière de faire en pareil cas, tant elle est évidente ; et cependant on se demande en vain, pourquoi ce plan d'instruction, consacré depuis longtemps par la pratique, comme un minimum nécessaire quand il s'agit de faire l'éducation professionnelle d'un adulte, ne serait pas aussi à imiter, quand il s'agit de l'éducation méthodique d'un enfant.

Car, en vérité, il y a analogie complète, l'enfant ne pouvant rien faire que par son corps, c'est-à-dire une machine très compliquée, qu'il doit savoir faire fonctionner et avec laquelle il doit apprendre à travailler à son profit ou au profit de la société.

L'enfant à éduquer est avant tout un jeune apprenti très inexpérimenté en toutes choses, dont il faut faire un ouvrier habile, par une éducation au moins utilitaire, laquelle exige rationnellement tous les éléments d'instruction, que l'industriel donne à ses ouvriers.

La société a d'ailleurs les mêmes intérêts que celui-ci, elle a comme lui besoin du concours de beaucoup d'ouvriers, plus ceux-ci seront habiles et exercés, plus elle en tirera profit.

Qu'il s'agisse de produire, de transformer, d'échanger, une exploitation industrielle exige habituellement pour bien fonctionner la coopération de trois catégories d'employés : ce sont des ingénieurs, des contre-maîtres, des ouvriers.

La nécessité de ces trois ordres d'agents est bien démontrée par l'expérience et le partage des occupations se fait ainsi : les ingénieurs sont chargés de la conception des idées et de l'invention du travail ; les contre-maîtres et les ouvriers sont chargés de son exécution.

Des taches aussi différentes comportent inévitablement des différences dans l'éducation : les ingénieurs doivent être préparés à la leur par des connaissances spéciales, telle que la science des choses et des lois d'organisation cosmiques, ce qu'on appelle généralement le *savoir ;* les contre-maîtres et les ouvriers ont aussi besoin d'aptitudes spéciales, car il leur faut la connaissance de certains procédés d'utilisation des instruments et des machines, de la machine humaine en particulier, il leur faut aussi la force et l'adresse nécessaires au travail, en un mot, il leur faut le *savoir-faire.*

La société étant par ses travaux absolument comparable à une grande industrie coopérative, les mêmes principes, à défaut d'autres, doivent rationnellement servir de base à l'organisation de sa puissance productive : trois catégories d'agents lui sont nécessaires, et pour se conduire en industrielle prudente et éclairée, elle doit organiser l'éducation de ses enfants, de façon à donner aux uns le *savoir-faire,* aux autres le *savoir.*

Il existe entre les rouages de la puissance sociale un rapport harmonieux, qu'il est difficile de définir, mais qu'il est important de ne pas méconnaître pour faire la répartition des rôles la plus profitable aux individus et à la société. Car il est évident que si dans une société il y a trop d'ingénieurs, ceux qui restent inoccupés sont autant de forces perdues ; tandis que les excédents d'ouvriers sont toujours faciles à utiliser.

L'éducation de l'ingénieur, qui a pour but le

savoir et met particulièrement en jeu les facultés de *conception*, s'adresse surtout à des adolescents ou à des adultes, dont le développement physique et intellectuel est presque complet; aussi la tâche est facile et elle se fait en France d'une façon satisfaisante, même pour l'amour propre national.

Mais l'éducation du plus grand nombre, qui a pour but le savoir-faire, et met surtout en jeu les facultés *d'action*, doit sans perdre de temps commencer dès l'enfance, alors que le développement de celles-ci est encore inachevé, de là résultent de grandes difficultés.

Cette dernière éducation, si longtemps négligée, attire aujourd'hui avec raison les sollicitudes gouvernementales, parce qu'elle n'est pas la moins profitable à la nation : les soins, qu'on y apporte, se traduisent toujours pour l'enfant, pour la famille et pour la société, par un accroissement inévitable de bien-être et de prospérité.

Dans les usines, l'éducation se fait par les soins des contre-maîtres ; dans la société, elle est confiée aux instituteurs et aux professeurs.

Si ces deux tâches sont fort semblables, les plans à suivre ne le sont pas moins : ils ne doivent varier que par des détails, qu'il faut savoir approprier aux machines à faire fonctionner.

L'instrument, que l'enfant doit apprendre à faire manœuvrer, étant le corps humain, c'est-à-dire une machine à organes très complexes, l'éducation est naturellement plus longue et plus difficile que pour les machines industrielles ; mais elle comporte les mêmes éléments.

Si dans ses premières années l'enfant parvient par tâtonnements, à faire fonctionner la plupart de ses organes, il ne le fait généralement qu'avec une grande maladresse : l'instituteur doit tout d'abord rectifier la manière de faire et lui apprendre à utiliser ce premier travail ; il doit ensuite lui enseigner les procédés plus délicats, ou plus compliqués, que l'enfant n'a pas su et ne saurait trouver seul, ou seulement après une longue expérience, et qui sont absolument indispensables dans la vie en société ; il devrait l'initier aussi, si c'était possible, à tous les procédés connus pour utiliser les facultés humaines, et enfin ne pas lui laisser ignorer à quels dangers il est exposé par la fragilité des organes essentiels.

Sans aller aussi loin, pour s'acquitter avec intelligence d'un tel enseignement, limité même au strict nécessaire, le maître ne doit évidemment pas ignorer certains rouages de la machine humaine et au moins leurs principaux effets dynamiques : il faut qu'il connaisse particulièrement à ce point de vue le mécanisme fondamental des facultés *d'action* et de *conception ;* et on ne saurait admettre, qu'il reste étranger aux conditions, qui déterminent l'entraînement ou le surmenage et la déchéance de l'organisme.

Des notions analogues ont été reconnues si indispensables, pour faire l'éducation du cheval sans en compromettre les résultats, que dans l'armée on exige depuis longtemps la connaissance de certains principes d'*hippologie*, même des simples cavaliers.

Il est bizarre que l'éducation des hommes ait été entourée de précautions moindres : car on a méconnu longtemps l'importance et l'utilité des notions d'*anthropologie*, pour ceux qui ont la mission délicate de faire l'éducation de la jeunesse : attendu qu'elles sont passées sous silence dans les programmes des écoles normales primaires jusqu'en 1881, époque à laquelle un arrêté ministériel a prescrit des cours complémentaires d'histoire naturelle et d'hygiène.

Ceux-ci, qu'il vaudrait mieux qualifier de cours d'*anthropologie pédagogique*, n'ont pas donné jusqu'ici tous les résultats qu'il faut en attendre, parce qu'ils sont généralement incomplets et sous une forme trop banale. Résumer les principes d'anthropologie, nécessaires à cet enseignement, est dans l'état actuel de la science une tâche déjà difficile pour des physiologistes et des médecins ; elle l'est bien davantage pour la plupart des membres du corps de l'enseignement, le sujet ne leur étant pas familier.

Il est vrai que plusieurs d'entre eux l'ont abordé, mais d'une façon peu conséquente : car tous ont déserté le domaine de l'histoire naturelle pour la métaphysique et la psychologie abstraite, lorsqu'ils ont parlé de la culture des fonctions intellectuelles.

Aussi, croyons-nous, ne pas faire une œuvre inutile, en étudiant cette partie de la physiologie au point de vue spécial de la pédagogie et en définissant les principes dynamiques sur lesquels reposent : la faculté *d'agir* et de *parler*, la faculté de *connaître par les sens* et de *discerner le vrai, le beau, le bien ou l'utile*, puis la faculté mixte qu'on appelle *la mémoire ;* enfin nous terminerons par un chapitre sur *l'entraînement* et le *surmenage*.

Le mécanisme des facultés intellectuelles est resté particulièrement mystérieux, parce qu'il ne se révèle pas immédiatement par l'examen de la conformation des organes, qui en sont le siége; mais il peut se découvrir par un examen analytique des manifestations fonctionnelles.

Le médecin, qui, à l'aide de quelques symptômes, arrive à déterminer les conditions statiques et dynamiques d'un organe, dont l'état physique ne peut se constater *de visu* qu'après la mort, ne procède pas autrement.

Dans cette étude physiologique, où plusieurs méthodes, qui prévalent constamment dans l'éducation universitaire, seront analysées, on reconnaîtra avec le simple bon sens, qu'elles ne sont pas toujours appropriées aux aptitudes fonctionnelles de l'enfance, ni à la matière à enseigner : on s'expliquera ainsi pourquoi elles sont peu fructueuses et il sera aisé de démontrer celles qu'il faudrait préférer.

Or, les méthodes défectueuses n'ont pas que le défaut d'entraver l'éducation, elles ont des conséquences plus graves, elles compromettent souvent les facultés.

On peut en effet poser en axiome, que toute méthode, qui ne s'adapte pas au mécanisme de la faculté à mettre en jeu, ne peut que troubler ce mécanisme, le fausser, ou même le rompre, comme cela se passe dans les machines industrielles ; dans tous les cas, si elle ne menace pas directement l'intégrité de la faculté, elle gêne ses fonctions ou son évolution normale et par conséquent elle est contraire à l'hygiène.

Le perfectionnement rationnel des méthodes est donc de la plus haute importance, non-seulement au point de vue des résultats de l'éducation, mais aussi au point de vue de l'hygiène de l'enfance, et ce perfectionnement ne peut surgir que de l'étude du mécanisme physiologique des facultés de l'enfant; nous sommes convaincu, qu'on y trouvera le germe fécond de réformes utiles à apporter dans l'éducation.

CHAPITRE II

FACULTÉ D'AGIR.

SOMMAIRE. — La machine animale est soumise aux lois statiques et dynamiques communes. — Elle ne diffère des autres machines que par la forme et la nature des matériaux. — La charpente et les organes rigides sont des os et des cartilages. — Les mouvements des leviers sont entièrement subordonnés à la forme des articulations. — Stabilité et mobilité du tronc — des membres inférieurs — des membres supérieurs. — Le déplacement des leviers est déterminé par un moteur spécial, le muscle. — Chaque levier, susceptible de se mouvoir dans plusieurs sens, a autant de moteurs, qu'il y a de directions différentes dans les mouvements. — Les mouvements complexes et les procédés d'action sont produits par la contraction combinée de muscles congénères et antagonistes. — Les ordres de mouvements émanent des centres nerveux. — Le cerveau est le centre automoteur qui préside aux actes volontaires. — Les centres automoteurs de la moelle obéissent à ses provocations et par l'intermédiaire des nerfs excitent la contraction musculaire. — La moelle répète facilement les procédés, même en l'absence de l'intervention cérébrale et préside aux actions habituelles. — Son activité est incessante. — Le fonctionnement de ce rouage essentiel de la faculté est subordonné à la seule condition d'avoir été antérieurement initié aux procédés d'action. — Initiation immédiate aux procédés par la méthode gymnastique. — Règles et progressions de la méthode. — Les exercices bien dirigés donnent non seulement la connaissance des procédés, mais encore la force, l'habilité, ainsi que la vigueur corporelle et intellectuelle. — Mal dirigés ils laissent maladroits, nuisent à la santé des faibles et causent des difformités irréparables. — Dangers particuliers des attitudes vicieuses dans la station assise et debout, dans la lecture et l'écriture — Nécessité pour les maîtres de ne pas rester étrangers aux conditions statiques et dynamiques du corps humain, pour éviter les dangers causés par l'application empirique de la méthode gymnastique.

L'homme jouit, comme les animaux, de la faculté de se mouvoir, grâce à des appareils particuliers, qui rappellent beaucoup les instruments de la mécanique ordinaire. On n'y voit, il est vrai, ni roues, ni engrenages, ni excentriques; mais on y trouve une charpente, sur laquelle sont montés des bras de leviers articulés, et des moteurs particuliers, agencés conformément aux lois statiques et dynamiques : il n'y a de spécial que la forme et la nature des matériaux ; et c'est par cela, que les appareils de locomotion sont des instruments inimitables.

Les organes rigides, charpentes et leviers, sont composés d'os et de cartilages, articulés entre eux, de façon à assurer la stabilité de l'édifice humain, ou bien, à permettre des mouvements, déterminés par la forme même des articulations.

Le rôle des os dépend de leur forme.

Ainsi toutes les fois que l'on trouve des extrémités osseuses, terminées en forme de tête, qui sont mobiles dans des cavités hémisphériques, ces os sont susceptibles de se mouvoir de six manières différentes : ils peuvent être élevés, abaissés, portés à droite, à gauche, pivoter sur eux-mêmes dans le sens de l'axe, et enfin exécuter des mouvements de fronde : telles sont les articulations de l'épaule et de la hanche, qui rattachent les membres supérieurs et inférieurs au tronc.

Parfois, l'extrémité osseuse affecte la forme d'une olive, reçue dans une cavité de forme analogue : elle ne permet plus à l'os de se mouvoir, que dans le sens de l'élévation et de l'abaissement, les mouvements de latéralité sont limités, et enfin ceux de pivotement et de fronde sont supprimés : comme dans le poignet, la mâchoire inférieure, le genou.

Des extrémités articulées ont la forme de poulies doubles, dont les circonférences sont emboîtées réciproquement : des mouvements angulaires, à la manière des branches de compas, sont alors seuls possibles ; comme dans les articulations du coude et des phalanges entre elles.

Enfin, il y a des articulations qui ne permettent que le pivotement ; d'autres que de simples glissements de surfaces planes, ou légèrement courbes ; d'autres même ne permettent qu'une mobilité insignifiante, ce sont presque des soudures.

Ces divers types d'articulations étant connus, il devient facile de comprendre l'organisation statique et dynamique du squelette humain.

Stabilité mobilité du tronc.

Le bassin et la colonne vertébrale forment sa charpente fondamentale ; car sur cet échafaudage se meuvent les membres, et se groupent tous les organes.

Le bassin est une sorte de vase conique renversé, dont les parois sont formées de trois os ; le sacrum et les deux iliaques, solidement soudés ensemble, comme les voussoirs d'une même voûte ; c'est dans l'axe de cette voûte que se trouve le centre de gravité du corps tout entier.

Dans la station debout, les membres inférieurs supportent la voûte, à la manière de deux piliers ; et dans la station assise, deux tubérosités des os iliaques, appelées ischions, jouent le rôle de piliers surbaissés, qui se substituent aux premiers, pour soutenir le corps.

Sur le sacrum, voussoir moyen du bassin, s'élève la colonne vertébrale, formée par de petits cylindres courts superposés, garnis d'appendices et que l'on appelle vertèbres.

Les corps des vertèbres sont soudés les uns aux autres par des ligaments très résistants, mais permettant une certaine mobilité ; de sorte que la colonne vertébrale, au lieu d'être absolument rigide, est une colonne flexible et résistante à la fois, qui peut se courber en différents sens et s'infléchir à volonté.

Sous le poids des organes qu'elle supporte, elle affecte au repos une courbure à concavité postérieure, dans la région lombaire, ainsi que dans la région du cou, tandis que dans la région du dos elle offre une convexité très étendue.

L'homme modifie à volonté ces courbures, lorsqu'il se penche en avant, en arrière, à droite et à gauche.

L'extrémité supérieure de la colonne vertébrale est surmontée par la boîte cranienne, qui loge le cerveau et forme le squelette principal de la tête : cette boîte osseuse y est fixée en équilibre indifférent, de façon que le moindre effort permet de l'incliner et de la tourner dans tous les sens.

Entre les appendices, qui garnissent la partie postérieure des vertèbres, on découvre une longue cavité cylindrique étroite : elle forme le canal vertébral, destiné à loger la moelle épinière, autre centre nerveux très important prolongeant le cerveau.

Dans la partie antérieure de la colonne dorsale viennent s'articuler les côtes, arcs osseux, qui réunis en avant au sternum, forment une cage, dont les parois mobiles peuvent, en se relevant et s'abaissant à la manière des armatures d'un soufflet, varier les dimensions de la cavité thoracique et permettre l'acte mécanique de la respiration.

Telle est, d'une façon sommaire, la structure de la charpente du tronc : sur elle, viennent se rattacher les organes des appareils respiratoire, circulatoire, digestif et une série de leviers articulés, qui constituent les quatre membres.

Mobilité des membres inférieurs.

Les membres inférieurs se composent de trois parties : le pied, la jambe et la cuisse.

Le pied doit être considéré comme une sorte de coussin élastique, formé par l'assemblage d'un certain nombre d'os courts, disposés en voûte, pour éviter et amortir les chocs, qui peuvent survenir, quand le corps, porté par les membres inférieurs, se déplace.

Le péroné et le tibia composent le squelette de la jambe, ils s'épaississent à la partie inférieure, où ils prennent le nom de malléoles, et forment une sorte de mortaise, dans laquelle le pied est maintenu encastré par sa partie postérieure : de telle façon que sa pointe est capable de mouvements d'élévation et d'abaissement, mais ceux de latéralité sont assez limités.

Le tibia s'articule, au niveau du genou, avec le fémur, qui est le seul os de la cuisse, de manière à se mouvoir en arrière seulement, et à la mode d'une branche de compas.

Enfin le fémur lui-même loge son extrémité supérieure, terminée par une tête, dans une cavité hémisphérique de l'os iliaque, où il est retenu par de forts ligaments, qui permettent les six modes de mouvements propres à ce genre d'articulation et que nous avons précédemment indiqués.

Pour la station debout, les divers segments du membre inférieur se placent dans le prolongement l'un de l'autre, et sont immobilisés dans cette position par des contractions musculaires ; de sorte que le tronc tout entier est supporté par l'intermédiaire du bassin, comme sur deux colonnes.

Mobilité des membres supérieurs.

Les membres supérieurs se composent de la main, de l'avant-bras et du bras.

Le corps de la main est constitué par un assemblage d'os courts, qui placés à côté les uns des autres, forment une sorte de spatule flexible : cette spatule est surmontée d'appendices allongés, mobiles en tous sens, que nous appelons les doigts.

Leur squelette est composé de deux ou trois segments ou phalanges, articulés bout à bout, pouvant se mouvoir les unes sur les autres, comme des branches de compas.

La main est organisée, de façon à saisir les objets à la manière d'une pince, par de simples mouvements de flexion des doigts, en opposant le pouce à un ou plusieurs doigts ; ou en opposant simultanément ceux-ci à la paume de la main ; et c'est à l'aide de ces modes variés et gradués de préhension que s'exerce le sens du toucher, par lequel nous obtenons des connaissances sur la forme, le poids et la consistance de chaque objet.

La mobilité de la main, sur le cubitus et le radius, qui forment le squelette de l'avant-bras, est possible dans tous les sens : en haut, en bas, à droite, à gauche, le mouvement de circonduction, ou de fronde, existe aussi ; mais le pivotement sur l'axe n'existe pas, il est remplacé par la rotation partielle de la main sur son bord interne, lequel correspond au petit doigt : sans cette extrême mobilité du poignet, la préhension des doigts ne pourrait s'exercer dans tous les sens.

Au niveau du coude, le cubitus et le radius s'articulent à l'humérus, l'os unique du bras, par un emboitement de poulies doubles opposées par la périphérie ; ils ne donnent lieu qu'à des mouvements de branches de compas, et la main portée à l'extrémité de l'avant-bras peut, par ce mécanisme, être rapprochée, ou éloignée progressivement du corps, de toute la longueur des segments du membre supérieur, placés bout à bout.

Enfin, ces mouvements de rapprochement et d'éloignement peuvent s'exécuter dans toutes les directions, à l'aide de l'articulation de l'épaule, ou la tête de l'humérus est reçue dans une cavité hémisphérique de l'omoplate, os qui rattache, par de larges surfaces, le membre supérieur à la partie supérieure et latérale de la cage thoracique.

Outre les mouvements du bras en haut, en bas, à droite et à gauche, l'articulation de l'épaule permet encore des mouvements de fronde et de rotation dans l'axe.

Tous ces bras de leviers, qui s'articulent ainsi les uns au bout des autres, pour former le membre supérieur, se prêtent par leur grande mobilité, à des combinaisons de mouvements d'une multiplicité merveilleuse : il semble, que pour la main, tous les mouvements possibles ont été prévus ; aussi à l'aide de cet instrument admirable l'homme peut tout faire.

Rôle moteur des muscles.

La nature et la direction des mouvements étant partout subordonnées à la forme des articulations, qui relient les os, soit entre eux, soit au tronc, il suffit évidemment d'une simple impulsion, ou d'une simple traction, dans le sens du mouvement, pour déterminer celui-ci.

Or, cette traction est exercée par un moteur particulier, qui est le muscle.

Le muscle est cet amas de filaments rougeâtres, qui entourent les leviers osseux, et que l'on désigne vulgairement chez les animaux sous le nom de chair ou de viande.

Généralement groupés en faisceaux par des gaînes fibreuses nacrées, les filaments musculaires sont soudés par leurs extrémités à des cordes blanches très résistantes, appelées tendons, qui se fixent d'autre part aux os à mouvoir.

Les muscles ont cette propriété particulière de se raccourcir rapidement, ou mieux de se contracter, quand on les pique, coupe, brûle, frappe, c'est-à-dire quand on les excite : leur contraction est de courte durée, mais elle se fait avec une force irrésistible, et provoque naturellement une traction énergique, que les tendons transmettent aux os; c'est de cette façon que les leviers osseux sont mis en mouvement.

Là où les mouvements d'élévation et d'abaissement sont possibles, il y a toujours, pour le même bras de levier, un muscle élévateur et un muscle abaisseur présidant à ces mouvements ; on les appelle aussi muscle extenseur et muscle fléchisseur.

Chaque mouvement de latéralité a également des moteurs antagonistes : c'est un muscle adducteur, quand il rapproche le membre de l'axe du corps ; et un muscle abducteur dans le sens contraire.

Les moteurs, qui donnent les mouvements de pivotement et de fronde à un même levier, ne sont pas aussi franchement antagonistes, ils n'ont pas généralement de dénomination caractéristique de leur fonction.

Des effets mécaniques plus compliqués, appropriés à l'exécution d'un certain travail, peuvent être obtenus par la contraction opportune ou simultanée de plusieurs muscles congénères ou antagonistes, et de ces mouvements combinés résultent les actions.

Rôle des nerfs de la moelle et du cerveau dans les mouvements

Les actions sont involontaires, volontaires ou mixtes.

La déglutition, les vomissements, le rire, les battements des paupières, les contractions du cœur, etc... sont des actions involontaires ; elles ont pour caractère de se produire automatiquement ou malgré la volonté.

L'excitation nécessaire, pour produire ces mouvements, est envoyée aux muscles par l'entremise de filets nerveux, en communication directe avec des centres dynamiques occupant la partie antérieure de la moelle épinière. Celle-ci est composée dans toute sa hauteur de centres pareils, détenteurs de l'excitation motrice nécessaire aux différents groupes de muscles; et lorsqu'une maladie altère ces foyers spinaux, elle se manifeste par des contractions désordonnées et surtout par la paralysie.

Les premiers mouvements de l'enfant sont tous automatiques; ce n'est que dans le cours de la première année, que l'on voit la volonté s'éveiller et essayer, par imitation et par tâtonnements, de faire des mouvements combinés pour saisir les objets, les tenir, les lâcher, plus tard se tenir debout, marcher, courir, se mettre à genoux, s'asseoir et exécuter les premières actions volontaires.

A mesure que l'enfant grandit, ses actions volontaires se multiplient, et une éducation méthodique lui vient en aide, pour apprendre les procédés compliqués, qu'il ne saurait trouver empiriquement, ou seulement par une trop longue expérience.

Que les actions volontaires soient le fruit d'efforts spontanés empiriques, ou d'une éducation méthodique, c'est du cerveau, siège de la volonté, que partent les ordres de mouvements ; les centres dynamiques de la moelle épinière, en communication directe avec ceux du cerveau, ne font que lui obéir.

La moelle est bien un organe, capable d'agir spontanément : mais c'est surtout un instrument à la disposition du cerveau, auquel dès la plus tendre enfance, celui-ci s'exerce à commander ; et lorsque la moelle obéit, les actes volontaires se produisent.

Les actes volontaires, d'abord difficiles et imparfaits dans leur exécution, exigent de grands efforts de volonté ; mais à mesure qu'ils sont répétés, leur exécution se perfectionne ; et ils deviennent bientôt si faciles, que la volonté n'a plus besoin d'intervenir, la moelle finit par les produire sans le secours du cerveau : c'est alors qu'on les appelle actes d'habitude, ou actes mixtes.

Les actes d'habitude sont si nombreux, qu'ils remplissent la plus grande partie de l'existence : la marche, la course, la natation, l'équitation, la station debout, assise, les attitudes, les gestes et tous les actes du langage parlé ou écrit, appartiennent à cette catégorie. Tantôt volontaires, tantôt involontaires, les actes mixtes ont pour caractère, de se reproduire très identiques à eux-mêmes chez le même sujet, et avec une précision mécanique remarquable, que n'ont pas les actions purement volontaires.

La moelle épinière, qui préside aux actions mixtes, se conduit comme si elle était absolument incapable de faire spontanément autre chose, que ce qui lui a été enseigné par le cerveau ; à ce titre, elle joue le rôle d'un serviteur très fidèle, le maître peut être absent, ou se reposer, les ordres donnés ne sont pas moins ponctuellement exécutés.

Si on analyse les actes, qui remplissent la journée d'un adulte, on est obligé de reconnaître, que presque tous ont le caractère d'actes habituels; que les actes entièrement voulus sont rares; que si la volonté intervient, elle ne s'exerce qu'au début de l'acte, pour la mise en train du procédé, le soin de l'exécution complète est laissé entièrement à la moelle épinière, et l'acte, volontaire au début, se poursuit involontairement, jusqu'à son entier accomplissement.

La moelle est donc presque continuellement en travail, l'étendue de son rôle dans l'action est extrêmement important à connaître, et il faut considérer cet organe comme un rouage essentiel de la fonction : car si d'une part, la moelle est un agent d'exécution nécessaire au cerveau pour produire une action utile ; d'autre part, elle peut parfaitement produire cette même action sans l'intervention immédiate de celui-ci ; il lui suffit d'avoir été initié antérieurement à l'exécution du procédé.

Or, cette unique condition est facile à remplir : on y arrive par l'emploi d'une méthode très efficace, même chez l'enfant, et qui est uniformément applicable à toutes les manifestations de la faculté d'agir. En voici les règles fondamentales :

Si le procédé à enseigner est simple, c'est-à-dire s'il ne comporte que deux ou trois mouvements combinés, il faut :

1° *Exécuter les mouvements devant l'élève ;*

2° *Les faire imiter fidèlement par lui ;*

3° *Les faire répéter jusqu'à ce qu'ils soient exécutés avec facilité et que l'élève en ait l'habitude.*

Si le procédé à enseigner est compliqué, il faut :

1° *Le décomposer en plusieurs temps, ne comprenant chacun qu'un petit groupe de deux ou trois mouvements;*

2° *Exécuter les mouvements élémentaires d'abord isolément, jusqu'à ce que l'élève ait acquis l'habitude de chacun d'eux ;*

3° *Les exécuter ensuite, en les groupant successivement dans l'ordre voulu, de façon à enchaîner leur exécution, et à reconstituer progressivement tous les temps du procédé complet;*

4° *Enfin faire répéter le procédé entier, autant qu'il est nécessaire pour obtenir l'habitude de tout l'ensemble.*

Par cette série progressive d'exercices d'imitation, on peut initier l'enfant aux procédés les plus compliqués, en lui évitant des tâtonnements maladroits et de vains efforts d'invention.

Ce résultat immédiat de la méthode gymnastique est capital, les autres résultats qu'elle donne, quoique secondaires, ne sont pas à dédaigner. Car elle met en jeu à la fois tous les rouages de la faculté d'action : c'est-à-dire le cerveau, la moelle et le muscle; mais surtout ces deux derniers organes, qui sont particulièrement perfectibles par ce genre d'éducation.

Aussi c'est à la méthode gymnastique que les artistes, les ouvriers, les acrobates même et les jongleurs doivent le savoir faire, la dextérité et la précision, qui nous étonnent souvent en eux, comme un don surnaturel et que la volonté seule ne saurait imiter.

Il faut s'efforcer de donner ces précieuses qualités à la plupart des actions; c'est là un côté de l'éducation qui n'est pas à négliger. Aussi dès que l'enfant est livré à l'instituteur, celui-ci doit, en suivant avec soin les règles de la méthode, s'appliquer à rectifier la marche, les allures et les gestes qui paraissent défectueux : à cet effet les programmes des écoles normales prescrivent d'abord une gymnastique sans appareils et des exercices d'ensemble, analogues à ceux que l'on fait exécuter aux jeunes soldats arrivant dans les régiments; plus tard on en vient à la gymnastique avec instruments et agrès. A l'aide de ces exercices méthodiquement réglés, l'enfant ne tarde pas à régulariser ses efforts, à les économiser, à leur donner plus de durée et il y acquiert peu à peu la force et la précision, qui manquaient à ses premières actions.

La gymnastique active beaucoup la circulation du sang et favorise par ce là même la nutrition du corps : les muscles se développent particulièrement et l'aptitude au travail musculaire augmente rapidement.

Le perfectionnement du corps par les exercices gymnastiques était chez les anciens, et au moyen-âge encore, la partie essentielle de toute bonne éducation ; mais cette saine tradition s'est perdue peu à peu, elle est tombée en discrédit devant les aspirations des peuples modernes vers le perfectionnement intellectuel à outrance.

Dans notre siècle, la gymnastique a disparu des habitudes sociales, et elle s'est trouvée réduite à l'enseignement des procédés pour parler, écrire, compter, dessiner, coudre, broder, jouer d'un instrument de musique.

L'exclusion des exercices plus violents a condamné les enfants à une vie sédentaire, qui a eu en France cette déplorable conséquence d'étioler la race, de la rendre grêle, chétive, sans force, incapable de supporter des fatigues physiques, et enfin de donner des générations de jeunes gens abâtardis, qu'on a durement qualifiés.

Mais on s'accorde aujourd'hui à reconnaître, que la vigueur corporelle assure la vigueur intellectuelle, et on cherche à revenir aux anciennes traditions gymnastiques, afin de diriger l'éducation des enfants dans un sens plus favorable au développement physique.

Cette réaction salutaire commença en Suède, elle gagna progressivement l'Allemagne, la Suisse, l'Angleterre, et grâce aux efforts d'hommes éminents, elle s'accentue aussi de jour en jour en France.

Toutefois il ne suffit pas que l'enseignement de la gymnastique figure dans tous les programmes scolaires, il faut encore qu'il cesse d'être absolument empirique, et que les maîtres ne demeurent pas indifférents aux conditions de structure, de force et d'équilibre inhérentes à la nature humaine ; car on y trouve des règles pédagogiques importantes à observer.

Sans ces principes, les maîtres peuvent sans doute reconnaître, que des mouvements sont défectueux et en indiquer de meilleurs; mais ces corrections empiriques exposent à bien des hasards et chaque jour l'expérience dévoile leurs imperfections avec leurs conséquences fâcheuses: car elles rendent les enfants maladroits, elles mettent obstacle à leurs progrès, elles nuisent à la santé des faibles et causent des difformités souvent irréparables.

Combien de maîtres méconnaissent encore aujourd'hui les efforts, qu'exige d'un jeune élève la station assise prolongée et les dangers des attitudes vicieuses qu'occasionne cet équilibre instable ! — Station assise.

Dans l'attitude assise, où le centre de gravité du corps est supporté par les deux ischions, la stabilité du tronc ne s'obstient qu'à l'aide d'un troisième point d'appui, soit en avant contre une table, soit en arrière contre un dossier. Lorsque ces points d'appui font défaut, on n'y supplée que par des efforts raidissant la colonne vertébrale dans l'extension, et le bassin sur la cuisse dans la demi-flexion ; les muscles des membres supérieurs sont alors les seuls, qui soient absolument libres ou dispensés de contraction.

Des efforts aussi nombreux ne peuvent se soutenir longtemps, sans déterminer de la fatigue ; s'ils se prolongent, de l'épuisement, des syncopes et du surmenage en sont la conséquence inévitable. On n'y échappe que par des attitudes irrégulières, permettant de reposer alternativement les muscles endoloris, ou en cherchant des points d'appui. Or les attitudes asymétriques ont pour conséquences éloignées des déformations persistantes de la colonne vertébrale, soit en avant, soit sur les côtés, surtout chez les jeunes filles, dont le système osseux est souvent moins résistant que celui des jeunes garçons, ou affaibli par une croissance rapide.

Ces déformations irréparables ont à juste titre attiré l'attention de gens éclairés, qui se sont efforcés de faire améliorer les mobiliers scolaires : il faut aux enfants comme aux vieillards débiles des sièges confortables, munis de dossiers, et les séances assises doivent être fréquemment entrecoupées d'exercices ou d'attitudes variés.

Station debout. La station debout prolongée a aussi des inconvénients, que le maître ne doit pas davantage ignorer ; le centre de gravité est alors supporté par les membres inférieurs rigides, et immobilisés comme deux colonnes par des contractions musculaires; sur ces deux points d'appui l'équilibre n'est stable, qu'à la condition d'immobiliser aussi temporairement les articulations des hanches et de la colonne vertébrale; les membres supérieurs seuls sont au repos.

Cette attitude exige encore plus d'efforts de contraction, que la position assise sans dossier, aussi elle est très fatigante, elle a pour conséquence immédiate l'épuisement rapide des forces, allant souvent jusqu'à la syncope, même chez les hommes vigoureux; car cet accident est très fréquent chez les soldats immobiles dans le rang et la station debout prolongée est un supplice, qui a été employé plus d'une fois avec succès, pour dompter par la fatigue des natures turbulentes et indociles.

La station debout ne peut se prolonger qu'à l'aide d'attitudes asymétriques, dans lesquelles le poids du corps se porte alternativement d'une jambe sur l'autre, ce qui permet le repos alternatif de quelques muscles.

Attitudes pour lire ou écrire.

Des attitudes trop penchées pour lire ou pour écrire, qui mettent les livres et les cahiers trop près des yeux, ou d'une façon asymétrique, ont encore des conséquences fort sérieuses : elles engendrent la myopie progressive, affection rangée aujourd'hui parmi les maladies scolaires, parce que le régime scolaire la développe chez un quart des jeunes gens.

La vision des deux yeux ne peut se faire nettement, en face d'objets rapprochés du nez, qu'à la condition d'efforts de convergence ou d'adaptation oculaires; s'ils sont longtemps soutenus, ils fatiguent et congestionnent ces organes délicats : or cette congestion fréquemment répétée a pour effet de grossir le globe de l'œil, ses enveloppes distendues s'amincissent, et la myopie en est la conséquence irréparable.

Pour remédier à ces dangers, les commissions d'hygiène, qui ont étudié cette question, recommandent des tables inclinées proportionnellement à la taille des élèves, des sièges qui ne soient pas trop éloignés des tables, des séances d'études peu prolongées, un bon éclairage fixe, à rayons jaunes venant de gauche, des livres imprimés sur papier jaune, en caractères lisibles pour une bonne vue, par l'éclairage d'une bougie à la distance de 0,80 centimètres, et des lignes n'ayant que sept lettres au plus par centimètre courant de texte.

Les attitudes vicieuses, dans les exercices de classe, offrent des inconvénients si réels, que

30 pour 100 des jeunes gens sont déformés par le travail scolaire (Rochard), et tant que les maîtres l'ignoreront, ils ne pourront que laisser se détériorer prématurément les natures délicates qui leur sont confiées.

Qu'un industriel prépose à la surveillance de ses machines un contre-maître ignorant les premiers rudiments de la mécanique, et les préceptes nécessaires pour diriger et entretenir en bon état ces appareils, tout le monde le taxera d'imprévoyance et de sottise. Il faut bien l'avouer, la société n'est pas plus rationnelle, quand elle accepte pour instituteurs des hommes étrangers à certaines notions d'anthropologie et puisqu'elle prend aujourd'hui quelque souci de l'éducation de ses enfants, elle doit avant tout faire cesser cette ignorance dangereuse.

L'art de l'éducation, disait Bain, suppose l'existence d'une certaine moyenne de santé physique; mais ne recherche pas les moyens d'entretenir ou d'augmenter cette moyenne.

Les faits démontrent partout les périls, que font courir aux jeunes générations de semblables préceptes, et tant que les maîtres restreindront ainsi leur tâche, ils manqueront manifestement à leurs obligations.

Ils doivent au contraire dès aujourd'hui poser en principe, que développer par une éducation méthodique les facultés motrices de l'enfant, ce n'est pas seulement obtenir de lui l'exécution correcte et facile de certains procédés d'action d'une utilité reconnue ; c'est aussi perfectionner sa constitution par un entraînement progressif ; c'est encore le soumettre à une discipline hygiénique, qui lui donnera des habitudes salutaires, pour éloigner les chances de maladies et de mort.

Cette triple tâche demande beaucoup de sollicitude et de patience : on ne saurait la bien remplir, si l'on n'en connaît toute la portée et si l'on est séduit par son incontestable utilité.

CHAPITRE III

FACULTÉ DU LANGAGE

SOMMAIRE. — Origine et mécanisme du langage. — Différentes formes de langage, langage parlé, mimique, graphique. — La transformation du langage parlé en langage écrit repose sur une corrélation entre les signes alphabétiques écrits et les signes phonétiques. — Nécessité d'assurer cette corrélation pour chaque signe par l'exercice simultané de l'organe qui écrit, de celui qui lit, de celui qui prononce et de celui qui entend. — Impuissance des exercices successifs. — Donner la clef d'une langue, c'est faire connaître la correspondance qui existe entre le signe et la chose signifiée. — L'étude isolée des signes ne suffit pas, la connaissance préalable des choses est nécessaire. — La clef de la langue maternelle se donne dans les leçons de choses par une étude simultanée des choses et du vocabulaire. — Exercice des sens. — Analyse physiologique des phrases qui traduisent un à un tous les éléments des conceptions. — La récitation des règles de grammaire est d'une utilité contestable. — Les exercices de grammaire, de lecture et de récitation de morceaux choisis de littérature sont nécessaires pour donner des habitudes correctes de langage. — Programme méthodique des opérations qu'exige l'enseignement rationnel de la langue maternelle, des langues étrangères, des langues mortes, des langues vivantes.

Nous venons de voir, que les contractions musculaires étaient provoquées par une excitation, partant du cerveau pour les actes volontaires, partant de la moelle épinière pour les actes involontaires, et les muscles ne peuvent qu'obéir automatiquement à ces impérieuses excitations.

Il s'en suit, que la contraction musculaire est une révélation inévitable de l'activité des centres nerveux, et envisagés à ce point de vue, tous les appareils locomoteurs peuvent servir à ces révélations, qui constituent un langage naturel *gesticulé*.

Spontanément pour accentuer les effets de ce langage gesticulé, l'homme y a souvent associé des cris : les variétés de ces manifestations sonores sont assez caractérisées pour éviter toute confusion entre elles, et elles sont bien plus faciles à distinguer à distance que les gestes ; aussi ceux-ci n'ont pas tardé à devenir accessoires et un langage conventionnel phonétique s'est peu à peu substitué au langage naturel des gestes.

A mesure que l'homme perfectionna les signes de son langage phonétique, il parvint à révéler à son semblable, non seulement les volontés qui l'agitent, mais aussi toutes les autres sensations intimes qu'il éprouve.

Tel est en quelques mots l'origine et le mécanisme de la faculté du langage.

Différentes formes du langage.

On appelle langage *parlé* les révélations intimes, qui se font uniquement par des mouvements de l'appareil vocal.

Celui-ci se compose du larynx, sorte d'instrument à anche, qui par des mouvements de vibration produit la voix, c'est-à-dire des sons musicaux. En sortant par la bouche ou par le nez, ces sons subissent, sous l'influence de mouvements combinés du larynx, du pharynx, de la langue ou des lèvres, un grand nombre de modifications. Imprimer ces modifications à la voix s'appelle *prononcer*, *parler* ou *articuler*.

Bien que les mouvements-paroles soient compliqués, difficiles à décrire et à analyser, les enfants sont dès la deuxième année, d'une habileté surprenante à les imiter, et ils apprennent sans sérieux efforts le vocabulaire de la langue maternelle.

Cependant ils sont exposés à certaines incorrections de prononciation, telles que le grasseyement, le zézaiement, le bredouillement et le bégayement; dès qu'on s'aperçoit de ces défauts, il faut se hâter d'y remédier par une gymnastique méthodique; la famille doit s'en occuper bien avant l'âge scolaire; car vers quatre ou cinq ans, l'enfant semble déjà perdre ses facilités pour apprendre à articuler, surtout à rectifier ses défauts de prononciation, et il y a des habitudes défectueuses, qui restent incurables.

L'imitation joue un si grand rôle dans cette éducation, que des vices de prononciation se transmettent avec une grande rapidité, entre des enfants qui se fréquentent; d'ailleurs l'intonation, l'accent et le chant qu'ils mettent dans les paroles et qu'ils conservent ordinairement toute la vie, sont toujours empruntés à leur entourage quotidien.

On appelle langage *mimique* les manifestations auxiliaires du langage parlé, auxquelles concourent tous les autres appareils de locomotion.

Ces manifestations naturelles à l'homme ont constitué son premier langage; mais aujourd'hui elles affectent certaines formes conventionnelles, qui se transmettent aussi à l'enfant par imitation. En général, on ne perfectionne méthodiquement les procédés mimiques naturels, que pour former des acteurs ou des orateurs, et plus particulièrement pour suppléer chez les sourds et les muets au langage parlé, qui leur fait défaut.

L'*écriture* est un langage dérivé du langage mimique, dans lequel l'activité cérébrale est traduite par des mouvements de la main, qui sont enregistrés à l'aide de traces typiques faites sur un tableau ou du papier, aussi faciles à reconnaître à la vue, que les mouvements-paroles le sont aux oreilles.

Les éléments primitifs de ces traces, dans les langues modernes, sont *alphabétiques* et s'appellent *lettres;* elles se distinguent en *voyelles* et en *consonnes;* elles sont groupées par deux, trois ou quatre, pour former des *syllabes;* les syllabes à leur tour composent des *mots* et les mots des *phrases*.

Les langues diffèrent entre elles surtout par les groupes et les arrangements de ces éléments qui peuvent être d'un nombre infini.

On s'est efforcé d'établir une corrélation entre les signes alphabétiques écrits et les signes phonétiques, de façon à transposer le langage parlé en langage écrit et réciproquement; mais cette corrélation est restée imparfaite, parce que les gammes alphabétiques, consacrées dans chaque langue par l'usage, ont une notation, qui ne permet de représenter que grossièrement les effets phonétiques.

Si l'on se donnait actuellement pour tâche, de créer de toutes pièces une langue écrite, la corrélation de ses signes, avec ceux de la langue parlée, serait sans doute établie d'une façon irréprochable et bien des défauts de nos langues artificielles disparaîtraient.

Néanmoins, une représentation grossière suffit dans la pratique, pour que la traduction d'un langage dans l'autre puisse se faire, et on arrive à ce résultat par des exercices simultanés de *lecture*, de *prononciation* et d'*écriture*.

Il faut en effet la simultanéité de ces exercices, pour associer dans la mémoire d'une façon intime les gestes nécessaires au tracé des lettres, non-seulement avec les mouvements phonétiques de prononciation, mais encore avec les sensations visuelles et auditives que donne la lecture.

Les Allemands ont été les premiers à comprendre l'utilité de cette éducation simultanée de l'organe qui écrit, de celui qui lit, de celui qui articule et de celui qui entend ; ils ont créé d'après ce principe une méthode rationnelle, laquelle n'a pas encore été adoptée en France, parce qu'elle est complexe et difficile à appliquer, si on n'en saisit pas toute la portée.

Mais les résultats de cette méthode sont très supérieurs à ceux que donnent nos exercices successifs d'épellation, de lecture et d'écriture les plus perfectionnés, qui ont l'inconvénient d'ennuyer les élèves pendant plusieurs années, de lasser leur attention et de leur faire prendre de bonne heure les travaux de classe en aversion.

La clef des langues.

Dans l'éducation scolaire, dès que l'enfant sait à peu près lire et écrire, on poursuit immédiatement le perfectionnement de la faculté du langage, en préludant à l'étude de la grammaire élémentaire ; mais cette étude est prématurée, tant qu'on a pas donné la clef de la langue.

Posséder *la clef d'une langue*, c'est connaître

les signes parlés ou écrits, qui correspondent aux choses signifiées : si on ne connaît que le signe ; sans la chose signifiée, le signe n'a aucune valeur et il n'y a pas de langage possible.

Généralement en France, les maîtres ne s'occupent pas de donner la clef de la langue maternelle ; car dans l'enseignement de la grammaire, qu'ils poursuivent instamment, il n'est question que des signes, de leurs formes, de leurs fonctions, de leurs rapports et de leurs arrangements, on y parle peu de la chose signifiée. Cette omission laisse d'ailleurs des traces très profondes, car quand l'éducation grammaticale est terminée, si d'une part on reconnait que les élèves savent des mots, des locutions et souvent de brillants clichés, dont ils aiment à parer leurs discours ; en revanche on constate aussi, qu'ils ignorent généralement le sens précis des termes qu'ils emploient. Si on a tant de fois accusé les Français de se contenter de mots, il ne faut attribuer ce défaut national, qu'à la méthode défectueuse d'enseigner la langue française et à cette lacune, que nous signalons dans l'enseignement scolaire.

Leçons de choses. Il est rationnel que la connaissance des choses précède la connaissance des signes, ou au moins qu'elles soient simultanées : c'est là un précepte fondamental, que les maîtres ne doivent jamais perdre de vue, lorsqu'ils ont à enseigner une langue et surtout la langue maternelle.

On ne peut donner à l'enfant la clef de sa langue maternelle, qu'en assurant l'emploi approprié des termes *concrets*, par une notion au moins sommaire, mais préalable, sur les objets particuliers qu'ils servent à désigner.

La transition du concret à *l'abstrait* se fait par une pente naturelle de l'esprit, laquelle est facile à descendre ; mais très difficile à remonter, même pour les adultes, à plus forte raison pour les enfants.

Aussi ne peut-on faire comprendre la valeur significative des termes *généraux* ou *abstraits*, qui abondent dans le langage, qu'en faisant discerner les ressemblances et les dissemblances entre les choses et en montrant leur parenté ou leurs groupements naturels.

Il y a partout une coopération intime entre la faculté de connaître par les sens et la faculté du langage : ces deux facultés se développent parallèlement d'une façon merveilleuse et sans effort, en se prêtant un mutuel concours.

La réciprocité des rôles n'est pas entière,

car la connaissance des choses peut exister seule, alors que la connaissance d'une langue n'est pas possible sans celle des choses : mais vouloir séparer ces deux connaissances dans l'enseignement, c'est commettre une faute énorme, qui paralyse l'esprit de l'élève et ne peut avoir que des conséquences fâcheuses pour lui.

Faire connaître sommairement les choses et comment elles se nomment est donc le prélude indispensable à l'étude de la langue maternelle. Les leçons ne pouvant méthodiquement passer en revue, examiner, décrire et nommer tout ce que l'enfant rencontre dans la nature : il faut d'abord se restreindre à l'étude des choses qui sont désignées dans la langue par des termes simples, servant de radicaux pour former des combinaisons et des familles de mots. Les choses peuvent alors être étudiées dans un ordre alphabétique, ou mieux encore groupées selon les arts professionnels et les sciences qui s'en occupent ; tous les moyens mnémotechniques ont leurs avantages particuliers et beaucoup de livres spéciaux peuvent faciliter ces exercices.

Cependant il ne faut pas oublier que si la leç

ture des livres peut suffire à un adulte, elle ne saurait suffire à l'enfant pour apprendre sa langue maternelle; car une description orale pour donner la conception des choses suppose l'habitude d'une langue, habitude qui n'existe pas encore chez l'enfant, puisque précisément on se propose de la donner.

La leçon de choses comporte surtout l'exercice des sens, dont nous nous occuperons dans le chapitre suivant, où l'on verra que pour donner des conceptions et préparer les premières bases d'une instruction solide, il faut avant tout apprendre à l'enfant à voir, à toucher, à examiner de toutes les façons, à analyser et à comparer les objets pour les discerner. Après quoi, on doit les lui faire décrire avec exactitude et précision; il faut surtout de ces descriptions exclure systématiquement toute fiction et renoncer aux narrations fantaisistes, où jusqu'ici on a cherché à faire jouer un rôle principal à l'imagination, au détriment de la vérité des choses et comme si l'imagination pouvait travailler autrement qu'avec des matériaux acquis.

Analyse physiologique du discours.

Ce n'est en effet que par des descriptions fidèles, qu'on peut révéler à l'enfant la véritable signification physiologique des termes en usage, et dans ce but, rien ne vaut l'exercice suivant, qu'on peut appeler *analyse physiologique du discours.*

L'enfant étant mis en présence d'un morceau de marbre, par exemple : on lui fait remarquer d'abord, qu'il se met en mouvement pour toucher et examiner l'objet, qu'il éprouve aussitôt un certain nombre de sensations, et on l'invite à les nommer successivement.

En énumérant ainsi tout ce qu'il fait et tout ce qu'il ressent, il finit par exprimer une proposition analogue à celle-ci : « *Je touche un objet lourd, froid, poli, et je suis certain que c'est du marbre.* »

Il faut ensuite analyser avec lui successivement tous les éléments de ce discours, pour bien préciser la valeur significative de chaque terme : Il est aisé de faire reconnaître dans le premier terme « *je touche un objet* » l'expression de mouvements spéciaux, pour palper ou adapter un sens à l'objet en présence ; dans le deuxième terme, « *lourd, froid, poli et je suis certain* » des signes énumérant les sensations particulières perçues ; enfin dans le troisième terme, « *que c'est du marbre* » l'interprétation, résumée des éléments de la conception.

Cette analyse physiologique a l'avantage d'initier l'enfant aux phénomènes élémentaires, qui se passent en lui pour produire une conception ; de lui faire voir clairement, que le discours n'est qu'une traduction littérale de toutes ces opérations élémentaires ; et aucun exercice n'est plus propre à mettre en évidence les rapports immédiats, existant entre le signe et la chose signifiée.

L'expression de toutes les opérations élémentaires de la conception n'est pas partout complète, un ou plusieurs termes peuvent être sous-entendus : on dit souvent « *je suis certain que ceci est du marbre* » ou simplement « *ceci est du marbre :* » l'expression des opérations préliminaires de la conception est supprimée, l'interprétation de ces opérations est seule traduite par le langage.

Cette forme concise du discours, pour rendre nos conceptions, étant la plus ordinaire, il faut, dans les premiers exercices d'analyse physiologique, faire exprimer à l'élève tous les termes sous-entendus : ce n'est qu'à la condition de retrouver l'expression de tous les éléments, qui caractérisent les conceptions, que les phrases cessent d'être à ses yeux une suite de mots groupés par la fantaisie. Sous l'influence de ces exercices d'analyse, l'enfant commencera à voir clair dans son esprit, à y discerner les sensations qui composent ses conceptions, et à reconnaître en lui, tout ce que la langue doit signaler au dehors. L'analyse physiologique lui apprendra également, par quels termes appropriés cette signification se fait et comment tous les éléments de la conception se reproduisent dans le discours.

Dès que l'élève possèdera ce qui constitue la clef de la langue, son discours deviendra précis, de lui-même il découvrira dans ses connaissances acquises des comparaisons heureuses, ainsi que la vérité des expressions, qui font la richesse du style et tout verbiage maladroit disparaîtra. Ces qualités précieuses, aucun autre exercice ne peut mieux les donner, et l'analyse grammaticale en particulier ne saurait avoir les mêmes résultats: car elle ne s'occupe pas des choses signifiées, elle ne fait rien découvrir derrière la lettre; elle se borne à distinguer les signes les uns des autres et à indiquer les relations entre ces signes. Mieux que l'analyse grammaticale, si ardue aux enfants, l'analyse physiologique met en évidonne la fonction des mots, et fait connaître ceux qui désignent les êtres, leurs qualités, leurs manières d'être et leurs modes d'actions. Mieux aussi que l'analyse grammaticale, elle fait comprendre les rapports naturels, qui existent entre les mots d'une phrase, ainsi que les dépendances de celles-ci entre elles. Enfin les termes grammaticaux, dont les définitions sont si peu intelligibles pour l'enfant, deviennent par l'intuition naturelle des choses d'une signification si claire, que l'analyse grammaticale est ultérieurement un exercice beaucoup plus facile.

Exercices de grammaire.

En combinant habilement l'éducation des sens avec l'analyse physiologique du discours, on obtient donc une méthode dont les bons effets ne sont pas douteux ; et ce n'est qu'après avoir ainsi familiarisé l'enfant par la connaissance des choses avec la signification des mots, que l'enseignement de la grammaire peut être opportun.

La grammaire initie à l'art d'arranger les mots correctement ; c'est-à-dire, qu'elle est le code des procédés habituels de la langue et des règles à observer pour les utiliser convenablement, dans le milieu où l'on vit ; elle est surtout propre à donner au langage une forme et une élégance susceptibles de varier avec la mode.

Aussi peut-on se demander, s'il est réellement indispensable, de faire apprendre à tous les enfants tant de règles parfois si subtiles. Quand l'élève a quitté les bancs de la classe, que reste-t-il de ces règles apprises avec beaucoup de peines et si peu comprises? On ne peut que répondre rien, ou peu de chose, car les règles de la grammaire, si l'on en excepte les plus générales, sont vite oubliées; cependant, il reste toujours du *savoir-faire*, c'est-à-dire une certaine habitude de parler et d'écrire correctement.

Parmi les gens instruits écrivant assez correctement le français, combien en est-il, qui se souviennent des règles de la grammaire autrefois apprise ? A part les membres du corps enseignant, il en est bien peu; car c'est absolument par habitude, qu'on écrit l'orthographe ou qu'on parle correctement, la réflexion n'intervient qu'exceptionnellement.

Puisqu'il n'y a que l'habitude, qui subsiste, et qui soit profitable au plus grand nombre, il paraît tout à fait rationnel, pour faire une éducation à la fois rapide et fructueuse, de chercher surtout à développer l'habitude, ou rien que l'habitude. Or, comment développe-t-on une habitude? Nous l'avons indiqué dans le chapitre précédent : il suffit d'employer la méthode gymnastique, qui consiste à imposer à l'élève la répétition de certains actes, jusqu'à ce que ceux-ci puissent s'exécuter sans l'intervention constante de la volonté.

Pour enseigner les procédés de la langue française, soit parlé, soit écrit, il n'est pas besoin de recourir à d'autre méthode : il faut être rationnel et renoncer aux récitations stériles des règles de la grammaire, pour y substituer la répétition d'exercices gradués, sans lesquels on ne peut donner l'habitude du langage et le savoir-faire.

Il est bon, que le maître connaisse les règles de la grammaire, pour guider les leçons pratiques; mais il n'est pas nécessaire que l'élève puisse les réciter, pour être exercé correctement. Car on peut exécuter très convenablement un procédé, par simple imitation, sans connaître les règles formulées; tandis qu'on peut fort mal exécuter le même procédé, tout en connaissant fort bien les règles d'application, qui le concernent.

Pour savoir un procédé quelconque, il faut avant tout, le voir exécuter, ou l'exécuter soi-même : les explications orales ne peuvent remplacer l'exécution : on aura beau expliquer à une personne très intelligente, ce qu'il faut faire, pour nager ou pour monter à cheval, si cette personne ne pratique pas elle-même, elle ne saura jamais faire ni l'un ni l'autre.

De même pour acquérir l'habitude des procédés du langage et apprendre le français, il faut absolument répéter à satiété des exercices parlés et écrits de styles orthographiques, les explications verbales et l'exposé didactique de la grammaire ne sauraient prévaloir au début, celui-ci ne peut être que le couronnement des exercices; et diriger autrement l'enseignement de la langue, c'est perdre un temps précieux, pour n'obtenir que de médiocres résultats.

Les librairies scolaires abondent en modèles d'exercices orthographiques gradués, destinés à initier peu à peu les enfants aux procédés les plus compliqués de la langue française; et on les suit depuis longtemps dans les écoles, parce qu'on a reconnu qu'ils sont très profitables. Mais on ne les a considérés jusqu'ici, que comme des auxiliaires utiles de la grammaire, alors qu'ils sont indispensables et que la grammaire n'est qu'un accessoire, dont on peut généralement se passer.

Des lectures à haute voix, ou des récitations de morceaux choisis de style et de littérature perfectionnent aussi pratiquement les formes du langage, et à ce titre elles doivent occuper une large place dans les exercices orthographiques.

Enseignement rationnel de la langue maternelle.

Il résulte de toutes ces considérations, que l'éducation de la faculté du langage est une tâche compliquée et délicate, qui rationnellement se décompose en plusieurs opérations simultanées consistant :

1° *A faire examiner et connaître les choses ;*

2° *A faire discerner les sensations que cette connaissance détermine en nous ;*

3° *A indiquer et à faire exécuter les signes et les procédés par lesquels on est convenu de traduire ces sensations au dehors ;*

4° *Enfin, à développer l'habitude d'arranger ces signes conformément à certaines règles usuelles.*

Il faut bien reconnaître, que les méthodes pédagogiques actuelles n'ont jamais satisfait qu'à la quatrième partie de ce programme ; quant au reste, les élèves sont obligés d'y suppléer spontanément de leur mieux, par un travail inconscient, qu'ils font mal, parce que personne ne les guide ; et lorsqu'ils le font, les efforts, qu'il leur coûte, entraînent la lenteur et la médiocrité des résultats.

Les deux premières parties de ce programme, qui sont indispensables pour l'enseignement de la langue maternelle, cessent de l'être pour l'enseignement des autres langues, mortes ou vivantes.

Aussi l'étude prématurée de celles-ci semble bien difficile, quand on ne connaît pas les choses ; et si on la commence de bonne heure, on ne va pas loin, elle ne peut être que restreinte aux termes usuels.

Pour être complète, l'étude d'une langue étrangère suppose une connaissance suffisante de la langue maternelle : l'expression préalable des conceptions et des idées dans cette première langue évite les lenteurs inhérentes aux leçons de choses, et donne aussitôt une nouvelle facilité pour apprendre les vocabulaires étrangers.

Les exercices de transposition, tels que les thèmes et les versions, qui permettent d'apprendre par comparaison les procédés propres à chaque langue, mettent précisément à profit cette facilité que donne la langue maternelle pour exprimer la signification des choses. Mais on ne bénéficie évidemment de cet avantage, que si les versions s'appliquent à des sujets suffisamment connus, ou traités dans la langue maternelle et le travail des élèves est inutilement compliqué, toutes les fois qu'ils ignorent à l'avance le sens général des textes à traduire. Avant d'étudier le latin et le grec, il faut évidemment que les élèves connaissent un peu l'histoire ancienne de ces peuples, si non c'est mettre la charrue avant les bœufs, ce qui entrave singulièrement les efforts utiles.

L'enseignement universitaire s'est trop souvent complu, à soumettre ses élèves à des exercices compliqués, sous prétexte qu'il faut demander beaucoup à l'esprit, pour obtenir un peu ; mais un tel précepte, peut-être applicable aux adultes, ne saurait l'être aux enfants : il faut au contraire par tous les moyens faciliter et ménager les efforts de ceux-ci, si l'on veut obtenir les résultats rapides, dont ils ont besoin.

Les professeurs ont généralement aussi le tort d'employer pour l'étude des langues vivantes, les mêmes méthodes que pour les langues mortes : la traduction d'œuvres littéraires choisies est dans les deux cas leur exercice de prédilection.

Or, l'expérience démontre chaque jour davantage, combien ce travail est peu fructueux pour les langues vivantes, même pratiqué pendant plusieurs années, il ne familiarise qu'avec la langue écrite.

Pour familiariser avec un langage parlé, il faut avant tout des exercices phonétiques, et faire simultanément l'éducation de l'oreille et de l'appareil vocal.

L'éducation de l'œil, pour la lecture des textes, a beaucoup moins d'importance, elle est d'ailleurs plus facile, aussi se fait-elle très rapidement, dès que l'élève a acquis l'habitude d'entendre et d'articuler une langue étrangère.

La pensée n'est qu'une forme de la parole, et nous devrions en parler ici ; mais nous ne pourrons bien définir les différences, qui existent entre ces deux formes de langage, qu'après avoir fait connaître le travail de la mémoire.

CHAPITRE IV

FACULTÉ DE CONNAITRE PAR LES SENS.

SOMMAIRE. — Sens, impressions, sensation. — Sentir, discerner les sensations et les interpréter sont les opérations élémentaires de la conception. — Interprétations inconscientes, conscientes. — Nomenclature des sensations visuelles — auditives — gustatives — olfactives — thermiques — dynamiques — tactiles. — Sensations simples, modes fondamentaux — nuances intermédiaires dont la démarcation est artificielle. — Sensations multiples fusionnées, accords — sensations mixtes. — Les combinaisons inextricables ne donnent que des notions vagues — nécessité d'analyser ces combinaisons pour obtenir des conceptions précises. — Analyse des sensations par les sens, les nomenclatures, les gammes, les graduations, les échelles de mensuration et autres procédés artificiels de discernements. — Procédés logiques, descriptions exactes, analyse du discours, raisonnements. — Procédés graphiques, arithmétiques, géométriques. — Procédés des sciences mathématiques, des sciences naturelles.

Sens, impressions, sensations.

Nous sommes doués d'organes appelés *sens*, ayant pour fonction d'explorer ce qui nous entoure. Capables de certains mouvements, ces organes nous mettent en rapport avec les objets, et ils reçoivent de ceux-ci des *impressions*, soit à distance pour les sens de la vue, de l'ouïe et de l'odorat, soit par contact immédiat pour les autres sens. Les impressions reçues sont aussitôt transmises au cerveau par des filets nerveux sensibles, analogues comme aspect aux filets nerveux qui transmettent les mouvements ; ils traversent comme eux la moelle épinière, pour se rendre des organes des sens au cerveau, et ils y donnent naissance à des *sensations* intimes, conscientes, d'après lesquelles il nous est permis de reconnaître les objets, chaque fois qu'elles se reproduisent.

Interprétations des sensations physiques.

Si les sensations obtenues sont identiques pour deux objets, nous concluons aussitôt, que ceux-ci sont identiques ; si elles diffèrent, nous en concluons qu'ils diffèrent aussi ; si les différences entre les sensations ne sont que partielles, nous en concluons, que les objets se ressemblent sous plusieurs rapports et ont entre eux des liens de parenté ; enfin à mesure que les différences entre les sensations varient, les conclusions varient aussi : mais toujours ces dernières se montrent subordonnées à des modifications appréciables dans les sensations révélatrices, sous le rapport de la *qualité*, de la *quantité*, de la *modalité* ou du *temps*.

La faculté de connaitre, ou de concevoir ce qui nous entoure, résulte de ces trois actes successifs : *éprouver des sensations, discerner leur identité ou leurs différences, puis les interpréter en concluant à la cause probable !*

La transition entre la *sensation* et *l'interprétation* est tantôt inconsciente, tantôt consciente.

Chez l'enfant, elle est toujours inconsciente : il est initié de bonne heure par son entourage à la signification de ses sensations, à mesure qu'elles se présentent; et l'interprétation n'est pour lui qu'un acte de mémoire automatique, ne dépendant que de la relation banale, établie par la pratique du langage entre un signe et la chose signifiée.

Chez l'adulte, le passage de la sensation à l'interprétation est aussi presque toujours inconscient : le mécanisme est le même, il répète les interprétations apprises depuis l'enfance; mais dès qu'il est mis en présence de sensations inconnues, son attention est vivement excitée : ne connaissant pas d'interprétation, il en cherche, il fait des hypothèses, il invente des explications, il crée des théories et s'applique par des réflexions, à trouver une interprétation satisfaisante. Interpréter des sensations nouvelles, est toujours un travail conscient très long et dont les résultats sont fort sujets à erreur, même quand il est fait d'après les méthodes scientifiques, que l'expérience a consacrées comme étant les plus efficaces.

Attendu qu'on ne constate absolument que ces deux modes de filiation des interprétations, on est bien obligé d'admettre que celles qui sont vulgarisées par la tradition, aussi bien que les connaissances scientifiques les plus précises, toutes sont nées de ce travail intellectuel conscient, lequel date des origines de l'humanité.

Donner à l'enfant la signification admise de toutes les sensations, c'est lui rendre un service inappréciable, puisqu'on lui évitera ce long travail d'invention, dans lequel il perdrait un temps considérable et où il serait exposé à commettre de graves erreurs d'interprétation.

Il faut donc considérer cette tâche, comme étant une partie fort importante de l'éducation et qu'on ne saurait laisser au hasard; elle fait aujourd'hui l'objet de l'enseignement classique, connu sous le nom de *leçon de choses*, et dont nous avons déjà parlé, comme étant le prélude nécessaire à la connaissance de la langue maternelle.

L'interprétation étant un acte physiologiquement lié et intimement subordonné aux variétés de sensations éprouvées, dans l'enseignement méthodique des choses, il est rationnel, pour respecter l'ordre et la filiation de ces actes, de faire connaître avant tout à l'élève les principales espèces de sensations, qu'il peut éprouver, de lui en faire distinguer les types fondamentaux, les nuances, les combinaisons et toutes les variations de quantité, de qualité et de modalité qu'elles peuvent subir ; car ces notions faciliteront beaucoup le discernement, qui doit précéder toute interprétation.

Voici pour les sensations physiques les données principales de cet enseignement.

Sensations visuelles.

Le sens de la vue est la source de trois sensations fondamentales, qui sont le *rouge*, le *jaune* et le *bleu* : chacun les connaît pour les avoir ressenties ; et chacun sait les discerner, sans pouvoir toutefois en définir les caractères distinctifs.

A côté de ces sensations fondamentales, on distingue encore des sensations intermédiaires : ce sont les nuances que nous appelons *rose*, *carmin*, *vermillon*, *jaune clair*, *jaune d'or*, *jaune orange*, *bleu de ciel*, *bleu de prusse*, *bleu indigo*, etc. Dans les peintures du Vatican on a relevé jusqu'à 18000 nuances distinctes.

Le sens de la vue donne en outre des accords de sensations : c'est-à-dire, que des sensations simultanées peuvent se combiner entièrement et ne donner qu'une sensation unique, très différente des composantes ; de ce nombre sont les sensations de *vert*, que produit la fusion du jaune et du bleu ; les sensations de *violet*, résultant du rouge et du bleu ; enfin les sensations de *blanc* et de *gris* qui sont engendrées par la fusion harmonieuse de toutes les couleurs du spectre solaire.

Les sensations lumineuses sont très significatives, car à peine l'enfant a-t-il acquis une petite expérience des choses, avec l'assistance des autres sens et de son entourage, qu'il reconnait manifestement celles-ci à leur couleur.

Aux notions, que donnent les différences de couleurs, viennent bientôt s'ajouter les notions des formes, qui sont dues aux lignes de contour et surtout à la disposition relative des ombres et des lumières; car en imitant ces dispositions sur le papier, le dessinateur réussit parfaitement, à donner des sensations illusoires de ces mêmes formes.

L'enfant apprend aussi vite à juger du nombre, de la direction et de la distance des objets, par la situation relative et la déformation perspective de leurs images sur la rétine : dispositions que le dessin reproduit encore avec la plus grande facilité.

L'enfant apprécie de même la grandeur des objets, leur identité et leur éloignement, non seulement par l'intensité des images rétiniennes; mais aussi par les efforts d'adaptation, que fait l'œil pour percevoir avec netteté.

Enfin il sait reconnaître les mouvements et la vitesse des objets, par la mobilité des impressions lumineuses ou par les déplacements imprimés à l'œil.

La facilité avec laquelle l'enfant arrive à discerner ainsi des modifications, même légères, dans l'aspect des choses, est vraiment merveilleuse ; d'ailleurs s'il ne trouve de lui-même, par sa propre expérience, la signification de tous ces modes visuels ; il la reçoit de son entourage, qui lui donne des leçons incessantes à ce sujet.

Le maître est appelé à lui en donner de plus complètes, par certaines explications sur la lumière, sa décomposition et les effets qu'elle produit en arrivant à la surface des corps. Il analysera d'une façon analogue les notions concrètes de forme, de grandeur, de nombre, de distance, de direction, de situation, de mobilité; enfin il mettra en garde contre les similitudes d'aspect et les illusions, que ces diverses modalités visuelles peuvent donner, et qui égarent souvent l'esprit dans ses interprétations.

Sensations auditives. Les enfants et beaucoup d'adultes, qui ignorent la musique, se bornent à distinguer deux sensations auditives, le son *grave* et le son *aigu*.

Entre ces deux sensations fondamentales, qui ont des caractères difficiles à définir, mais que nous connaissons tous parfaitement, il y a, comme pour les couleurs, des nuances intermédiaires très nombreuses : les musiciens les désignent par les notes de la gamme, *do*, *ré*, *mi*, *fa*, *sol*, *la*, *si*, groupées en séries d'octaves successifs.

Il existe aussi des sensations sonores fusionnées; les unes discordantes causent le bruit; celles qui sont harmonieuses, donnent naissance à l'accord : c'est-à-dire, à une nouvelle sensation unique, où lés composantes disparaissent.

Plus parfaite que la peinture, la musique a des règles, pour classer et représenter dans un langage spécial la variété considérable des sensations sonores, que peut percevoir l'oreille de l'homme, et pour préparer des accords harmonieux.

Les sons ne diffèrent pas seulement par l'acuité, ou plutôt la hauteur, ou la tonalité, qui sont les locutions consacrées; ils diffèrent aussi, par l'intensité et le timbre; mais on n'a pu exprimer les divers degrés de ces deux modalités dans les sensations, avec autant de précision que pour la première.

Cependant, elles ne sont pas moins significatives; car elles permettent de recueillir des notions très exactes sur les objets, et sans les voir.

Si par la hauteur du son, on peut apprécier

les dimensions et la forme d'un objet vibrant; d'après l'intensité, on juge aussi de la proximité de l'objet, et de la force qui l'ébranle; enfin d'après le timbre, on reconnait aisément le métal, le bois, la pierre, un animal, une personne et la nature intime de tout ce qui, par le mouvement, peut engendrer une sensation sonore.

Déjà si variées en tonalité, en intensité et en timbre, les sensations sonores peuvent encore être modifiées, à l'infini, par des mouvements interrupteurs régulièrement rythmés, comme ceux de la musique de danse, ou irréguliers, comme ceux de la prononciation des mots dans le langage parlé.

Les sons articulés, qui se produisent ainsi, donnent des sensations si faciles à distinguer les unes des autres, qu'on leur a attribué des significations conventionnelles à l'aide desquelles, on peut à la parole, non seulement reconnaître une personne, mais ses impressions et ses pensées les plus intimes.

La musique peut être un langage, comme la parole; il suffit pour la comprendre, d'être initié par l'usage, ou par certaines règles conventionnelles, à la valeur significative des sensations qu'elle donne.

Tout compositeur, qui saura imiter les sensations sonores, se produisant habituellement à l'occasion de la joie, du plaisir, de la crainte, de la douleur, et toutes les manifestations auditives, que comportent les circonstances, parviendra facilement à se faire comprendre par un auditoire familiarisé avec la signification de ces sensations sonores.

Il est à remarquer que l'expérience personnelle suffit, dans la plupart des cas, pour arriver à l'interprétation des variétés si nombreuses de sensations sonores ; à moins qu'elles n'aient des significations conventionnelles particulières. L'enfant lui-même n'a pas besoin d'une longue expérience ; son larynx lui permet d'ailleurs, par imitation, de la répéter à volonté ; et la facilité, avec laquelle il apprend à parler, montre combien l'aptitude à discerner les variétés infinies des sensations sonores est précoce.

Le sens du goût s'exerce par le contact de certains corps entre la langue et le palais : on y discerne quatre sensations fondamentales, qui sont les saveurs *amères*, *sucrées*, *acides* et *salées*. Sensations gustatives.

Entre elles se placent aussi des nuances ; et

si les gourmets ou les dégustateurs n'ont pas défini ces saveurs variées par des notes et des gammes, comme les musiciens l'ont fait pour les sons, ils ne savent pas moins bien que ces derniers, discerner les variétés entre elles.

Les sensations amères et sucrées, les sensations acides et salines, en se fusionnant, donnent lieu à des sensations mixtes harmonieuses, à de véritables accords ; et il n'y a qu'à mélanger au hasard le sel et le sucre, le sel et les amers, pour avoir des saveurs discordantes.

La bouche est dans toutes ses parties douée d'une sensibilité tactile ; car elle fournit des sensations de température, de poli, de dureté, de mollesse, de volume, de quantité, qui se fusionnent inévitablement avec les sensations du goût et leur impriment des caractères distinctifs, facilitant l'interprétation.

Sensations olfactives.

Les sensations de l'odorat sont également inséparables de celles du goût par la disposition contiguë de ces deux sens ; les aliments ne pouvant être introduits dans la bouche, ou en sortir par la déglutition, sans impressionner la muqueuse nasale en même temps que la muqueuse buccale. Il résulte de l'association de ces sens des sensations mixtes très nombreuses, et à caractères si tranchés, que l'interprétation n'est pas hésitante : telle sensation perçue signifie tel corps ; un dégustateur de profession fait l'analyse qualitative d'un mélange de liquides, aussi sûrement qu'un habile chimiste et plus rapidement.

Lorsque les sensations olfactives sont faibles et isolées, au lieu d'être associées, leur appréciation est d'une variabilité très grande et les confusions sont fréquentes, sans doute à cause de la rareté de ces sensations isolées et de l'inexpérience générale à ce sujet. Mais dans ces dernières années, un Hollandais, M. Zwaardemaker a imaginé *un olfactomètre*, instrument destiné à mesurer les degrés de sensibilité du sens de l'odorat et qui se prête à un grand nombre d'expériences ; il n'est pas impossible que cette invention ne permette un jour de créer des gammes odorantes, à l'aide desquelles on pourra classer les sensations olfactives, ou faciliter le discernement et l'interprétation.

Sensations du toucher.

Presque toute la surface des téguments de l'homme est impressionnable au simple contact et capable de lui donner les sensations spéciales du toucher. Mais cette impressionnabilité est inégalement répartie, elle existe à son plus haut degré de subtilité dans les mains, à l'extrémité des doigts et à leur face palmaire.

Nous venons de dire que les sensations du goût étaient constamment associées, et d'une façon à peu près inséparable, à des sensations du tact et de l'odorat, par suite du groupement de trois sens autour de la bouche ; en raison de conditions analogues, les sensations du toucher ne sont généralement aussi que des sensations mixtes, résultant du groupement de trois sens en un seul.

Car lorsqu'on analyse celles-ci, on y distingue des sensations *thermiques* ou de chaleur, des sensations *dynamiques* ou de force et des sensations *tactiles* proprement dites.

En étudiant en particulier les sensations spéciales à chacun de ces sens, on trouve que les sensations *thermiques* se divisent en *froides* et *chaudes* et qu'autour de ces deux modes fondamentaux, il existe de nombreuses séries de nuances *tièdes* et *brûlantes*, se suivant, sans démarcations naturelles, comme les nuances spectrales.

On est arrivé à préciser toutes ces nuances au moyen d'instruments gradués, appelés *thermomètres*, dont les indications permettent de discerner les sensations thermiques et avec beaucoup d'exactitude. Les indications de ces instruments vont même beaucoup au delà et en deçà des limites étroites, dans lesquelles nos sens peuvent s'exercer, et ils sont très précieux pour l'étude scientifique des corps.

Les sensations *dynamiques* sont engendrées par les efforts que nous faisons pour produire des mouvements : on y distingue le mode *léger* et le mode *lourd*, ou autrement dit le mode *faible* et le mode *énergique*.

Ces deux sensations fondamentales comportent encore des séries de nuances intermédiaires, sans démarcations naturelles ; mais on est parvenu à les mesurer, aussi exactement que les sensations thermiques, à l'aide de séries de *poids gradués*, ou à l'aide des instruments appelés *dynamomètres*.

Ici encore, les indications précises, fournies par les instruments, dépassent le champ d'action du sens *dynamique* et des connaissances très étendues en physique et en mécanique en ont été la conséquence.

Enfin on distingue encore les sensations *dynamiques* de *pression*, de *traction*, et de *pe-*

santeur, modalités secondaires, qui résultent du sens d'application des efforts.

Les sensations *tactiles* proprement dites comportent, comme les précédentes, deux modes fondamentaux : le mode *douloureux* et le mode *indolent*.

Il y a encore, autour de ces sensations fondamentales, des séries non interrompues de nuances intermédiaires, toujours fusionnées entre elles à la manière des nuances spectrales et dont la nomenclature est vague. On est, il est vrai, parvenu à mesurer les divers degrés de la sensibilité tactile à l'aide de l'*æsthésiomètre;* mais les avantages, qu'on en a tiré, ont été peu profitables, l'instrument n'étant pas d'une précision irréprochable.

Les trois sens élémentaires du toucher ne sont pas semblablement répartis dans le corps de l'homme, car il y a des régions où les sensations *thermiques* dominent manifestement dans les impressions; d'autres, où les sensations *dynamiques* ont le rôle prépondérant; d'autres enfin où les sensations de *tact* sont les plus accentuées.

Le sens du *toucher* s'exerce surtout par la main, organe qui jouit d'un haut degré de sensibilité *tactile* et d'une très grande mobilité dans toutes ses parties, avec une sensibilité *dynamique* correspondante; mais les sensations *thermiques* y sont relativement effacées. Articulée à l'extrémité du membre supérieur, la main se porte, avec facilité et sûreté, dans toutes les directions vers les objets; elles les effleure d'un mouvement léger; ou bien elles les comprime avec énergie; elle se met en rapport intime avec leur surface, en se moulant sur eux; et agit vis à vis d'eux de manières très diverses, que le maître doit indiquer aux élèves.

Chaque mode d'action employé donne naturellement naissance à des groupes différents de sensations simultanées, où les nuances *dynamiques*, *tactiles* et *thermiques*, se fusionnent si harmonieusement, qu'elles échappent un peu à l'analyse.

Cependant on apprend aisément aux enfants, à discerner ces modalités complexes par une expérimentation méthodique, dans laquelle on leur donne l'usage des termes caractéristiques, qui servent à désigner et à interpréter les principaux groupes de sensations mixtes. On leur enseigne ainsi, ce qu'il faut entendre par consistance *solide*, *liquide*, *dure*, *élastique*; par surface *polie, rugueuse;* par forme *pointue, tranchante, droite, courbe, plane, sphérique, polyédrique;* par dimensions, volumes, distances et quantités.

Ces locutions, précisant toutes les modalités analogues du toucher, aussi clairement que s'il s'agissait de sensations simples, facilitent beaucoup le discernement et les erreurs d'interprétation sont si rares, que malgré la complexité de ces sensations mixtes, les révélations du sens du toucher passent pour être infaillibles; elles servent généralement à contrôler celles que fournissent les autres sens.

La connaissance des détails de structure de chaque sens est bien moins utile, à ceux qui enseignent, que cette étude successive des sensations; car il résulte de cette dernière des notions générales fort importantes, que nous résumons ainsi qu'il suit :

Sensations fusionnées.

Chaque sens est susceptible de fournir un grand nombre de sensations, parmi lesquelles il y en a de fondamentales, à caractères différentiels tranchés, mais indéfinissables et specifiés par des dénominations typiques (comme rougeur, chaleur, douleur, etc.,)

Entre ces types, s'échelonnent, par grada-

tions toujours insensibles, des nuances intermédiaires, où les caractères fondamentaux s'effacent et se transforment progressivement pour passer d'un type à l'autre, comme dans la série non interrompue des couleurs du spectre solaire. Il a fallu, pour distinguer entre elles ces sensations nuancées, créer des divisions artificielles plus ou moins précises, définies tantôt par des qualifications particulières (telles que rose, bleu de ciel, jaune d'or) ; *tantôt par des nomenclatures spéciales* (comme celle de la musique) ; *tantôt par des gradations chiffrées* (comme les échelles thermométriques et dynamométriques).

La sensation simple est l'exception, tout sens impressionné donne ordinairement des sensations multiples simultanées, qui se fusionnent d'une façon concordante ou discordante, en créant des nuances nouvelles (comme le blanc, le vert ou les accords musicaux).

Lorsque plusieurs sens sont groupés en un seul, les combinaisons de leurs sensations particulières sont inévitables et donnent naissance à des sensations mixtes plus ou moins fusionnées, difficiles à analyser et dont la variété est infinie ; mais où certaines modalités analogues se reconnaissent par expérience et sont qualifiées à leur tour par des locutions abstraites, qui (comme la forme, la pluralité, la dureté, la distance, etc.) *facilitent beaucoup le discernement de ces combinaisons complexes, en les précisant.*

Enfin dans la vie ordinaire, plusieurs sens sont presque toujours simultanément impressionnés, de sorte qu'un nombre considérable de sensations naissent à la fois; elles se combinent; elles se fusionnent encore et les sensations éprouvées sont souvent inextricables.

Procédés scientifiques d'analyse des sensations fusionnées.

Dans le concert de sensations que détermine ainsi l'action des sens, l'enfant et le commun des mortels ne distinguent généralement que les sensations discordantes, ou les plus saillantes; alors la connaissance des choses se résume pour eux, à des indications vagues sur la présence, la forme, la couleur ou la sonorité et rien de plus; les connaissances vulgaires ne vont pas au-delà, les notions sur les caractères intimes et la nature des corps restent méconnues.

Pour obtenir des notions plus détaillées et plus approfondies, il faut que l'homme arrive à débrouiller les sensations fusionnées et qu'il les analyse une à une, de façon à établir les analogies et les dissemblances caractérisant les objets examinés : ce n'est qu'à cette condition qu'il réussit à des interprétations plus précises et qu'il peut acquérir les connaissances positives, qui composent le domaine actuel des sciences.

Il s'est de tout temps appliqué à remplir ces conditions inéluctables, pour augmenter cette science positive, qui le séduit infiniment ; car il y découvre des horizons nouveaux ; et il a imaginé dans ce but un grand nombre de procédés ingénieux, capables de lui procurer à volonté des sensations précises et dissociées, plus faciles à interpréter isolément : ce sont les procédés arithmétiques pour préciser les sensations de pluralité ; les procédés géométriques, pour les sensations de forme, de grandeur, de distance ; les procédés thermométriques, pour les nuances de sensations de chaleur ; les procédés dynamométriques, pour les sensations de force ou de poids ; les procédés des physiciens et des musiciens pour mesurer les nuances des sensations sonores, et enfin tous les procédés méthodiques de classification, d'observation ou d'expérimentation employés dans les sciences.

Partout où l'homme a su ainsi, en multipliant

ses artifices, discerner ses sensations, les compter, les mesurer, les encadrer dans des échelles graduées, pour les classer, les qualifier avec précision et faciliter la distinction des variétés ; partout aussi il a été largement récompensé de ses efforts, en découvrant des interprétations nouvelles et en obtenant des conceptions plus nettes sur les choses.

Ce processus intellectuel n'appartient pas qu'à l'espèce ; chaque individualité jouit pour sa part de la même faculté et procède d'une façon iden' que pour discerner et concevoir.

Aussi on ne peut donner de conceptions précises à l'enfant sans suivre ce processus fonctionnel pas à pas ; si l'on s'écarte de cette voie naturelle, on perd ses efforts et on le fatigue en vain. Il faut se hâter de lui faire connaître les principaux procédés de discernement, qu'il ne saurait découvrir par sa seule expérience ; il faut qu'il imite ces procédés, qu'il apprenne à en faire usage et ce n'est qu'à cette condition qu'il acquerra quelque science. « La genèse de la science chez l'individu suit la même marche que la genèse de la science dans la race (Herbert Spencer).

Celui qui sait manier les procédés de discernement, se montre en toutes circonstances d'une sagacité très supérieure dans la conception des choses et des faits, et si les progrès scientifiques sont dans les temps modernes beaucoup plus rapides, on le doit uniquement à une méthode plus parfaite dans l'art de discerner.

Méthode rationnelle pour exercer le discernement.

Ces procédés sont depuis longtemps, par tradition, dans les programmes de l'enseignement; mais leur étude se fait empiriquement, sans faire connaître suffisamment l'importance de leur rôle physiologique, et leur intervention inéluctable, chaque fois que l'on veut s'élever au-dessus des notions vulgaires et avoir des conceptions précises ou scientifiques.

La pratique de la vie, et les leçons incessantes de la famille ou de l'école maternelle suffisent en général, pour initier les enfants à la signification sommaire des principaux groupes de sensations mixtes, et pour leur donner les notions usuelles communes; mais cette instruction faite un peu au hasard, ne conduit pas loin, elle reste bornée. Le maître a la tâche laborieuse de développer ces premières connaissances, ou simplement de les confirmer, en expliquant ce que sont les organes des sens, leur rôle et la manière de les employer, pour discerner immédiatement et concevoir rapidement.

A cet effet, il présente des collections d'objets choisis et les fait examiner en détail; il se livre à des descriptions simples, mais exactes; il fait la nomenclature des sensations éprouvées, il les distingue, il les analyse, il les compare, il indique les analogies et les dissemblances; enfin, il donne les interprétations généralement admises.

Il fait aussi l'analyse physiologique de ces descriptions, telle que nous l'avons préconisée, dans le chapitre III, de façon à faire discerner à l'enfant dans son langage l'expression conventionnelle des diverses sensations éprouvées et cette analyse du discours donne immédiatement l'analyse des sensations.

Dans ces leçons de choses, l'élève doit déjà être exercé peu à peu à employer les formules simples du raisonnement : car ces procédés logiques aident beaucoup à débrouiller les sensations confuses. La coopération inévitable, qui existe entre la faculté de connaître et celle du langage, fait toujours développer parallèlement ces deux facultés.

Le champ à parcourir, dans les leçons de choses ainsi faites, est illimité et on ne saurait trop prolonger ces exercices si propres à initier l'enfant à l'art de discerner ; ils multiplient d'ailleurs ses conceptions et jettent les premières bases de son instruction scientifique.

Aussi faut-il les poursuivre sans relâche, jusqu'à ce que les descriptions et les raisonnements puissent être faits spontanément et rédigés couramment par les élèves.

Si l'on n'a pas négligé dans ce travail, de faire appliquer les procédés de discernement, qui, tels que les nomenclatures, les gammes et les échelles artificielles, donnent plus d'exactitude aux descriptions, il devient très facile d'aborder la nomenclature arithmétique. Car il suffit alors d'exposer comment les sensations visuelles ou tactiles d'unité et de pluralité peuvent être exprimées par des chiffres et se compter par dizaines à l'aide des doigts, de paquets de buchettes ou de la numération décimale chiffrée. On fait ensuite passer en revue les diverses unités de mesure en usage et on exerce aux procédés élémentaires de mensuration. Mais il ne faut pas se dissimuler que les premiers pas dans l'étude de ces procédés exacts exigent des soins particuliers et surtout de la méthode.

Il n'y a plus bientôt qu'à poursuivre l'enseignement des quatre opérations de l'arithmétique à l'aide des mêmes artifices, et il est dès lors inutile d'insister sur la partie théorique ; car comme dans l'étude de la langue maternelle, le principal est de donner l'habitude empirique des procédés, en se conformant simplement aux progressions de la méthode gymnastique.

En revanche, on ne saurait trop insister sur l'utilité et le mode d'emploi de chacune des opérations par l'application à des problèmes très usuels.

L'étude de l'arithmétique est surtout fastidieuse, parce que les méthodes scolaires actuelles exposent les procédés sous des formes didactiques abstraites, où l'intérêt pratique est absolument effacé, alors que ce dernier devait être partout mis avec soin en évidence.

Ce n'est que quand l'enfant a été mis en possession des nomenclatures et familiarisé avec les procédés applicables aux petites quantités concrètes, qu'on peut l'initier facilement aux procédés concernant des quantités très grandes, ou très petites, que les sens ne peuvent plus nous révéler : c'est-à-dire aux quantités abstraites et aux éléments de l'algèbre ; la transition du concret à l'abstrait se fait alors sans la moindre difficulté.

On doit suivre la même voie pour enseigner la géométrie : après avoir fait examiner et comparer les sensations visuelles et tactiles que donnent les formes solides du corps, il faut analyser les éléments de ces formes par l'étude successive des volumes, des surfaces, des lignes et des points.

Le dessin est alors un exercice particulièrement utile au discernement des sensations visuelles : si l'enfant est maladroit, la reproduction reste imparfaite, peu importe, mais il n'en apprend pas moins à examiner les choses en détail et à mieux connaître les aspects qu'elles prennent à nos yeux. Par le dessin on le familiarise avec la pratique des procédés de la géométrie ; on l'exerce à encadrer les choses les plus irrégulières dans des schémas géométriques et à trouver des éléments simples et définis dans les formes les plus complexes. La géométrie acquise ainsi par une intuition progressive devient très facile à l'enfant.

La pratique de la musique est la seule manière de perfectionner le discernement des sensations sonores ; aussi quelques exercices de solfège et à leur défaut des exercices de diction doivent trouver place dans l'enseignement scolaire.

Les sensations du goût et de l'odorat ne sont pas moins utiles à la connaissance des choses, que les autres sensations ; mais jusqu'ici aucun procédé exact de discernement ne leur est applicable et l'exercice spontané des organes a suffi aux conceptions de l'enfant.

Dans une troisième étape, la leçon de choses doit se poursuivre sous une autre forme, généralement synthétique et connue plus particulièrement sous le nom d'*enseignement scientifique.*

Là les procédés exacts des mathématiques, pour aider au discernement des sensations, se compliquent, s'associent aux procédés logiques du raisonnement et à ceux de l'expérimentation pour obtenir une interprétation des choses plus parfaite que l'interprétation vulgaire et se formulant par une loi scientifique. Ce degré plus élevé d'éducation, qui est du domaine de l'enseignement secondaire, s'adresse généralement à des adolescents : dans cette phase nouvelle, l'esprit étant plus accessible aux leçons orales, aux exposés didactiques et aux raisonnements, la tâche du maître devient plus facile, surtout si les leçons de choses faites progressivement et sans interruption depuis l'enfance, ont par des conceptions certaines jeté des fondations suffisamment solides.

Toutefois le maître ne doit pas encore perdre de vue la nécessité d'exercer incessamment les sens des élèves : car savoir se servir des sens, pour connaître par soi-même, n'est pas chose si facile ; elle est impossible à beaucoup d'hommes instruits et intelligents.

Quand on a été habitué à croire aveuglément tout ce qui est enseigné, sans avoir rien vérifié par sa propre expérience, au sortir des études, on est généralement inhabile à distinguer par soi-même.

L'enseignement universitaire actuel est évidemment responsable de cette impuissance à discerner, car l'éducation des sens y est absolument négligée à tout âge ; méthodiquement faite depuis l'enfance, les aptitudes naturelles au discernement se seraient développées ; tandis qu'entretenues dans l'inaction, par des méthodes constamment orales, elles n'ont pu que s'éteindre.

L'absence de collections nécessaires aux

leçons de choses est un gros obstacle au changement de méthode, mais il n'est pas insurmontable, et la question pourrait se résoudre économiquement, en créant dans chaque municipalité un musée scolaire commun, où les établissements d'instruction feraient les emprunts nécessaires pour les leçons quotidiennes.

L'organisation de ces collections comporte des éléments très variés, qui pour instruire et captiver l'esprit, doivent être groupés par d'ingénieuses classifications, susceptibles de montrer la filiation conduisant de la matière brute à l'œuvre d'art par des transformations scientifiques et industrielles.

La nécessité de ce mode d'enseignement s'impose partout à l'étranger, surtout en Angleterre et en Allemagne, où les musés municipaux ont été multipliés, et ils sont entretenus, non pas comme des institutions de luxe, sans but, sans direction et sans budget; mais avec la préoccupation constante qu'ils servent à l'instruction publique.

Les leçons de choses, qui se donnent ainsi incessamment sous des formes différentes, laissent dans les esprits un savoir réel, tandis que sans elles et malgré tous les efforts, on n'obtient généralement que les apparences du savoir.

Cette méthode a encore pour avantage inappréciable de mettre en fonctions tous les rouages de la faculté de conception, elle n'en laisse aucun se rouiller par l'inaction, elle les entretient dans un bon état de conservation par une gymnastique salutaire, entièrement conforme à leur organisation naturelle et à leur but.

CHAPITRE V

FACULTÉ DE DISCERNER LE VRAI, LE BEAU, LE BIEN ET L'UTILE

SOMMAIRE. — Opportunité des actions. — Sentiments ou émotions agréables et désagréables. — Nuances et degrés. — Caractères qui les distinguent des autres sensations. — Signification des émotions. — Leur classification en quatre genres. — Rôle dans les conceptions — dans les actions. — Le libre arbitre a pour guide la science et le sens commun. — Méthode d'éducation pour l'orienter. — Exercer au discernement des émotions — leçons de choses. — Revue générale des actions opportunes de l'homme, leur classification. — Procédés des arts industriels commandés par le sentiment de l'utilité ou du nécessaire. — Procédés des arts sociaux dictés par le sentiment du bien. — Procédés des arts libéraux dirigés par le sentiment du vrai. — Procédés des beaux-arts inspirés par le sentiment du beau. — Action et conceptions insensées. — Passions des satisfactions matérielles. — Méthode d'éducation pour les éviter.

Toute chose en ce monde a ses lois et il y a pour tous nécessité de s'y conformer. La machine animale est elle-même régie par des lois particulières, qui sont des conditions de son existence. Si l'homme et les animaux n'étaient guidés dans l'observation de ces lois, l'organisation et leur existence seraient à chaque instant compromises par leur fantaisie.

On appelle *instinct*, *intelligence* ou *raison*, cette faculté par laquelle il nous est donné d'agir avec opportunité et de nous conduire conformément aux lois naturelles, soit que nous les ignorions, soit que nous les connaissions.

Le mécanisme d'une telle faculté semble devoir être très compliqué; or, nous allons démontrer qu'en réalité il est simple et l'étude des *émotions* nous en donne la clef.

Caractères qui distinguent les émotions des autres sensations.

Dans l'ensemble des sensations plus ou moins bien fusionnées, qui résultent pour nous des impressions extérieures ou intérieures, nous reconnaissons qu'il y en a d'agréables et nous les exprimons par les termes de *confiance*, *admiration*, *contentement*, *béatitude*, *plaisir*, *joie*, etc. ; d'autres sont désagréables et nous les qualifions de *méfiance*, *incertitude*, *timidité*, *inquiétude*, *tristesse*, *crainte*, *angoisse*, *répulsion*, *horreur*, *haine*, *terreur*, etc.

On appelle *émotions* les sensations plaisantes

et déplaisantes, qui prennent ainsi naissance dans l'exercice des sons.

Il n'est pas plus facile de définir les émotions que les sensations physiques ; elles ont d'ailleurs avec celles-ci beaucoup d'analogies ; car on y distingue, à côté des modes *agréables* et *désagréables* qui sont fondamentaux, une grande variété de nuances intermédiaires, se fondant aussi les unes dans les autres, sans démarcation sensible, comme celles d'un spectre lumineux.

Toutefois, le vocabulaire en usage caractérise mal les différences de quantité, de qualité, de modalité et de temps, qui existent entre les émotions, et leur nomenclature a besoin de se perfectionner.

Les sensations émotives se distinguent particulièrement des sensations physiques par la durée, car elles sont plus persistantes que ces dernières ; les émotions pénibles obsèdent même par leur persistance, au point que l'homme s'agite et fait tout ce qu'il peut pour y échapper.

L'expérience lui apprend dès l'enfance que certaines actions soulagent et font disparaître ces sensations pénibles ; bien plus, que très souvent celles-ci sont remplacées par une sensation de bien-être et de satisfaction, assez agréable pour devenir l'objet de ses désirs.

Influencés de la sorte par un impérieux malaise et par une agréable séduction, les enfants agissent invariablement pour jouir de celle-ci et pour éviter l'autre. Les adultes obéissent aussi à ces impulsions, ils ont les mêmes désirs et aucun homme sain d'esprit n'échappe à cette manière commune de sentir, qualifiée avec raison de *sens commun*. « Il y a une si profonde « ignorance des lois de la vie, que les hommes « ne savent même pas que les sensations sont « leurs guides naturels, leurs guides les plus « dignes de confiance » (Herbert Spencer).

Interprétation des sensations émotives.

Les sensations émotives ne sont pas moins opportunes que les sensations physiques, elles se reproduisent comme celles-ci, identiques en présence de circonstances identiques, et quand les émotions varient, il faut en conclure que les circonstances ont aussi varié.

Chez l'enfant, l'interprétation des sensations émotives est comme celle des sensations physiques, toujours inconsciente et dictée par l'entourage. Chez l'adulte, elle reste aussi généralement inconsciente et subordonnée, comme chez l'enfant à la tradition usuelle, qui est composée à ce sujet de beaucoup de superstitions et de préjugés.

L'interprétation réfléchie des émotions est encore un gros problème à résoudre, il s'élabore lentement et les théories restent incertaines, parce que les procédés scientifiques, qui sont si efficaces pour l'interprétation des sensations physiques, ne sont pas appliqués avec une rigueur suffisante à l'étude des sensations émotives.

Il faut d'abord reconnaître que notre langage a des expressions trop indécises et trop variables pour indiquer les nuances émotives ; nous n'avons réussi, ni à les classer, ni à les graduer par un artifice quelconque, analogue à ceux qui permettent de discerner et de préciser la plupart de nos sensations physiques, pour faciliter leur interprétation.

Classification des émotions.

Cependant lorsqu'on cherche à déterminer les conditions générales dans lesquelles des sensations émotives se manifestent habituellement, en faisant abstraction des nuances, on discerne de suite quatre genres particuliers d'émotions.

Nous constatons d'abord, que toutes les fois qu'un besoin, une douleur, ou un évènement, nous font soupçonner que notre vie ou nos fonctions organiques vont être troublées, des émotions pénibles se font sentir immédiatement et l'inquiétude s'empare de nous, alors même que notre existence ne paraît compromise que pour un temps fort éloigné : c'est l'anxiété qui accompagne la faim et la soif, c'est la crainte du froid et la peur du danger, ce sont les soucis de l'avenir et les angoisses de ceux qui perdent rang et fortune ; ce sont enfin toutes les sensations pénibles, nous avertissant de la nécessité de réagir, de nous opposer par certaines actions aux évènements menaçants, et de faire des efforts, jusqu'à ce que nous obtenions une sensation agréable de *quiétude* et de *bien-être*.

Nous constatons de même, que les évènements qui menacent de troubler la vie ou les conditions d'existence d'un de nos semblables, et que les actions susceptibles de nuire à l'harmonie préétablie de notre organisation sociale, provoquent aussi en nous des émotions désagréables, mais d'un autre genre tout spécial. Ainsi les actes de lâcheté, de malveillance, de déloyauté, d'injustice et de méchanceté, nous affectent péniblement ; l'idée que nos parents souffrent, que nos semblables sont dans le malheur, que leur vie ou leur fortune est menacée, nous plonge dans la tristesse et lorsque nous sommes témoins de ces évènements funestes, la tristesse va jusqu'au désespoir. Ces émotions pénibles ont non seulement pour effet, de nous empêcher de commettre des actions nuisibles à nos semblables, mais elles nous révoltent contre les coupables et elles nous poussent très vivement à intervenir, pour empêcher, punir, éviter et réparer dans les limites de nos moyens, jusqu'à ce que nous ayons retrouvé le calme et la sensation agréable *du bien*.

Enfin on ne peut méconnaître deux autres genres d'émotions désagréables, d'abord dans l'horreur que nous inspire ce qui est laid, c'est-à-dire ce qui manque d'équilibre, de symétrie ou d'harmonie; ensuite dans l'incertitude et la méfiance anxieuse que nous éprouvons, lorsque nous ignorons ce qui se passe autour de nous. Ce malaise devient de la crainte et de la terreur devant les spectacles grandioses de la nature, dont les lois d'organisation nous sont inconnues, il nous rend pusillanimes, superstitieux, et son influence se manifeste surtout chez les peuples encore à l'état sauvage, où le faible comme le fort, le lâche comme le courageux, personne n'échappe aux émotions stupéfiantes de l'incertitude. Ces sensations désagréables, d'un genre particulier, nous poussent d'une part à éviter ou à éloigner ce qui est laid et ce qui manque de vérité ; d'autre part elles nous excitent à réagir et à chercher mieux, jusqu'à ce que nous ayons obtenu la sensation agréable du *vrai* ou du *beau*.

En déterminant ainsi les conditions générales, qui donnent naissance aux sensations émotives, on arrive donc à établir qu'il y a quatre genres principaux d'émotions, et de plus, on est mis immédiatement sur la trace de l'interprétation rationnelle, qu'il convient de leur attribuer.

Car on reconnaît péremptoirement, que partout où l'homme ressent des émotions pénibles, partout aussi il est entraîné à agir, pour obéir à certaines lois d'organisation cosmique, et on ne peut s'y méprendre, la sensation émotive joue un double rôle : d'une part, elle apparaît comme une sorte d'avertissement que des lois sont à observer, et d'autre part elle pousse à l'obéissance de ces lois.

Role des émotions dans les conceptions

Le premier de ses rôles attribue une si grande place aux émotions dans la conception, que devant lui la mission des sensations physiques semble un peu effacée.

Les sensations physiques se bornent, en effet, à faire discerner à l'homme les choses qui l'entourent : tandis que les sensations émotives lui font discerner que des lois naturelles régissent ces choses et le régissent lui-même.

Il faut bien avouer, que de ces deux genres de révélations, les dernières ne sont pas les moins intéressantes pour l'homme ; elles sont en tous cas complémentaires, rationnellement inséparables des premières, aussi elles se manifestent les unes et les autres simultanément dans l'exercice des sens.

Les conceptions positives sur les choses et sur les lois naturelles sont puisées à cette double source, et par une élaboration consciente de ses impressions, l'humanité obtient tôt ou tard une interprétation satisfaisante des révélations, qui lui sont ainsi faites.

Role des émotions dans les actions.

Lorsqu'elle est arrivée à la formule des lois scientifiques, elle connaît ses pouvoirs et aussi ses limites : elle est convaincue, d'une part que si elle observe volontairement ces lois, elle est certaine d'exécuter des actes opportuns ; d'autre part que si elle ne les observe pas, elle est réduite au hasard ou à l'impuissance.

Concevoir des lois et y obéir arbitrairement est un privilège spécial, qui distingue absolument les hommes des autres. espèces animales.

Mais pour jouir de ce privilège et atteindre cette perfection dans les procédés d'action, il faut être possesseur de la science, ce qui n'est pas donné à tout le monde ; et la science fait encore défaut à tous sur beaucoup de points : de sorte que cette liberté d'action de l'homme est souvent paralysée par son ignorance.

Heureusement que les émotions remplissent alors chez lui, comme chez les bêtes, une action directrice, qui se prête à des procédés plus empiriques et qui n'exige aucune science.

Les bêtes commettent rarement des contraventions dangereuses aux lois d'ordre physique et biologique, parce que le chemin leur est indiqué par des sensations émotives désagréables et agréables, comme par deux lignes de jalons, qui les guident sûrement, ne leur laissant repos et satisfaction que dans les limites tracées.

Or, c'est absolument ainsi que les émotions gouvernent le plus souvent les actions des hommes, et soumettent impérieusement leurs procédés irréfléchis à l'observation des lois cosmiques, qu'ils peuvent ignorer.

La faculté intelligente de l'homme repose donc entièrement sur l'émotion, force unique qui met en jeu un double mécanisme, dépendant précisément du double rôle que cette sensation remplit, d'une part dans la conception et d'autre part dans l'action. Ces deux mécanismes peuvent fonctionner ensemble, ils concourent alors simultanément au même résultat. Ils peuvent aussi fonctionner séparément et grâce à leur merveilleuse disposition, ils aboutissent dans tous les cas à une action opportune.

Il est regrettable que les sensations émotives se présentent parfois, chez quelques individualités, avec des caractères d'une variabilité qui déconcerte et provoque des méfiances vis à vis de ces inspirations naturelles. Mais il est à remarquer, que chez les hommes sains d'esprit, cette variabilité porte rarement sur l'opportunité, mais plutôt sur l'intensité des sensations éprouvées et le contraire n'existe que chez des aliénés.

Les physiologistes et les médecins savent du reste par expérience, que les organes de l'homme sont loin de réaliser toutes les perfections que notre esprit voudrait leur attribuer; que l'œil lui-même est pour les physiciens un instrument d'optique fort grossier, et qu'il en est ainsi de tous nos sens. Il faut que notre amour-propre sache se résigner à n'avoir que ces instruments imparfaits et s'applique à les utiliser pour le mieux, sans en méconnaître les imperfections natives ou accidentelles.

Généralement l'émotion du moment est un guide intellectuel moins précis que la science, dont les données, souvent contrôlées, sont devenues invariables; mais leur mutuel concours donne une grande sécurité aux actions réfléchies.

La science a en outre l'avantage de rendre l'homme assez clairvoyant, pour lui permettre d'échapper souvent aux sensations pénibles, lesquelles oppriment impérieusement les bêtes ou les ignorants, et grâce à elle, il peut, quand il veut, se préparer les jouissances que donnent les émotions agréables et qui rendent la vie heureuse.

Méthode rationnelle pour développer l'intelligence.

Après avoir ainsi démontré que la faculté intelligente de l'homme repose entièrement sur l'émotion, il devient évident que cette sensation a une grande signification et que nous avons un intérêt particulier à la distinguer des autres pour tâcher d'augmenter notre intelligence des choses ou des êtres et surtout de connaître les lois qui les gouvernent.

Puisque l'émotion est la lumière qui dirige raisonnablement nos actions et nos conceptions dans le dédale de l'inconnu, nous devrions partout la rechercher attentivement pour nous orienter sur elle; malheureusement il n'en est pas ainsi, nous sommes habitués dès l'enfance à faire le contraire et à fermer les yeux devant cette lumière, qu'on nous a toujours fait considérer comme un mirage, auquel il faut tâcher d'échapper, ou comme une gêne inutile qu'il faut subir et même dédaigner; aussi marchons-nous à côté d'elle comme des aveugles toujours tâtonnants.

L'enfant doit évidemment être élevé dans la pleine clarté de cette lumière, qui de bonne heure s'offre à lui pour le conduire; attirer sur elle son attention, c'est éveiller son intelligence et le rendre docile à la voix du sens commun.

Le maître doit s'appliquer à le faire, en provoquant fréquemment les sensations émotives du *vrai*, du *beau*, du *bien* et de *l'utile*, pour les faire reconnaître, discerner les unes des autres, et pour rechercher la signification spéciale que chacune d'elles doit avoir.

Cette provocation des émotions s'obtient objectivement dans les leçons de choses, en appliquant les procédés exacts d'examen, d'exploration, de mensuration et d'expérimentation ; et surtout en faisant l'analyse physiologique du discours.

Les émotions, qui d'abord se manifestent confusément à l'esprit au milieu des autres sensations, se distinguent peu à peu par les élèves, elles deviennent bientôt plus vives et plus caractérisées : il n'y a plus alors qu'à les interpréter et à faire connaître les devoirs qu'elles imposent.

Pour faciliter cette interprétation et mettre en évidence les obligations auxquelles elles soumettent les hommes, rien n'est plus utile que de faire passer en revue les actions qu'ils accomplissent incessamment, en les classant d'après le genre des émotions qui les inspirent.

Si variés que soient tous nos procédés d'action, ils se répartissent avec la plus grande facilité dans les groupes naturels que forment les arts *industriels*, les arts *sociaux*, les arts *libéraux* et les *beaux-arts*.

Arts industriels.

Dans les arts *industriels* se rangent les actes obéissant aux sensations alternatives d'inquiétude ou de bien-être matériel, par lesquels l'homme accomplit tout ce qui est utile à son organisation animale et lutte pour la vie.

Ce sont les procédés employés pour s'alimenter, se vêtir, s'abriter, s'enrichir, se donner du confortable, sauvegarder la santé et assurer la durée de la vie.

Si l'homme n'a été initié dans les premiers temps de son existence, par les soins de son entourage, à ces procédés, qui satisfont à des besoins matériels incessants, il les trouve spontanément par tâtonnements; ils s'imposent impérieusement à chacun de la même façon, comme des actes utiles ou nécessaires, et ils sont partout assez uniformes, pour qu'on les ait désignés sous le nom d'*actes innés* ou *instinctifs*.

Cependant des études ethnologiques plus complètes ont fait reconnaître, que ces types ne sont pas absolument invariables dans l'espèce humaine, pas plus que dans les autres espèces animales, et le mécanisme de la faculté, qui préside à ces actes, permet cette diversité.

Quand l'homme vit à l'état sauvage, il subit fort durement les nécessités de la vie matérielle et suivant la manière qu'il emploie pour y satisfaire, il est chasseur, pasteur ou laboureur.

Dans les sociétés organisées, l'homme peut échapper à l'obligation d'exécuter tous les procédés laborieux, qu'exige la vie matérielle, par le partage du travail : chacun se spécialise suivant ses goûts ou ses aptitudes, devient industriel, et coopère dans la profession qu'il a adoptée, à la satisfaction des besoins communs.

La spécialisation professionnelle offre l'avantage de perfectionner considérablement les procédés, et de les multiplier au profit du bien-être commun. Ceux qui ont trait à l'alimentation, sont pratiqués dans la profession de cultivateur, de jardinier, de berger, de chasseur, de pêcheur, de boucher, de boulanger, de cuisinier, de pâtissier, etc. Ceux qui ont en vue le vêtement et l'habitation, appartiennent aux professions de tisseur, de tailleur, de cordonnier, de blanchisseur, de charpentier, de maçon, de menuisier, de serrurier, d'architecte, etc. Enfin les autres sont du ressort des médecins, des chirurgiens, des pharmaciens, etc., qui terminent la série des professions ayant pour objet l'entretien et la sauvegarde de la vie matérielle.

Beaucoup de professions utilitaires n'exigent

que du savoir-faire et les procédés sont enseignés empiriquement par un apprentissage dans les ateliers; mais plusieurs d'entre elles comportent des connaissances scientifiques : aussi, bien que rapprochées par un but commun, ces professions exigent des éducations très différentes, que nous ne saurions examiner ici.

Arts sociaux.

Dans les *arts sociaux* se classent les procédés, qui nous sont dictés par le sentiment du bien, et qui ont pour objet particulier de sauvegarder ou d'organiser l'harmonie entre les hommes.

Ce sont les œuvres de la charité privée; ce sont les institutions sociales organisées par la charité publique pour soulager la misère ou la souffrance, pour protéger les faibles et les vieillards, pour soigner ou instruire les enfants, pour leur assurer à tous le bien-être d'un toit ou d'un foyer et pour défendre leurs biens; ce sont les divers procédés par lesquels on cherche à récompenser la générosité, le dévouement, le courage, le patriotisme; ce sont ceux que la justice met en œuvre, pour châtier celui qui a porté préjudice à autrui, ou qui s'est rendu coupable d'un attentat aux intérêts de la société; ce sont enfin toutes les institutions publiques, dont le but est de gouverner, d'administrer et de protéger les habitants d'un même pays.

Les procédés sociaux irréfléchis, qui sont dirigés spontanément par les émotions vives du moment, varient peu chez les hommes ; tandis que les procédés sociaux réfléchis diffèrent suivant les pays et suivant les races ; encore les différences ne sont-elles qu'apparentes, les résultats finals sont identiques.

Les sociétés civilisées se soumettent d'ailleurs à un code de lois, dont les principes généraux ont un caractère universel : c'est le droit naturel ou le droit des gens ; la variété suivant les nationalités n'existe que pour des actes de second ordre, qui sont réglés par des codes conventionnels, incessamment remaniés pour mieux s'adapter aux circonstances locales et mieux satisfaire aux sentiments du bien.

Lorsque ces sentiments sont vifs, ils sont suffisants pour inspirer la conduite de chacun, faire le bien et éviter tout ce qui peut nuire à autrui. Mais l'égoïsme, qui donne de puissants besoins matériels, l'emporte souvent dans le jeune âge sur l'intuition naturelle du bien, qui est encore confuse ; l'éducation doit s'appliquer à la faire discerner et à la développer par l'exemple et par la pratique ; ou bien y suppléer par des récompenses et des punitions, de façon à donner à l'enfant des habitudes de bienfaisance, de politesse, de respect et de discipline, auxquelles il continuera plus tard à obéir.

Cette éducation sociale élémentaire se fait spontanément d'abord dans la famille, où germent, dans un contact intime de chaque heure, les sentiments affectueux de parenté et de fraternité, qui se manifestent par l'oubli de soi-même dans des soins réciproques et des actes de dévouement incessants. Ainsi aucune méthode d'éducation sociale ne pourrait rivaliser avec celle-là, si la famille était toujours harmonieusement établie.

L'éducation sociale est ensuite méthodiquement faite dans l'enseignement religieux, où se formulent les préceptes fondamentaux de la fraternité, qui par tradition doivent diriger les actions des hommes et qui ont été reconnus nécessaires aux harmonies sociales.

Enfin elle est encore facilitée par la vie des internats, où les enfants, soumis en commun à la pratique d'une vie exactement disciplinée, acquièrent non seulement l'habitude de remplir les devoirs et les obligations de chaque jour;

mais aussi les sentiments mutuels de respect et de sympathie, qu'il faut apporter partout dans les relations sociales.

Cette éducation se complète surtout théoriquement dans les humanités classiques, par l'étude de l'histoire des peuples et de leurs traditions littéraires. Celles-ci ne célèbrent ordinairement que les sentiments généreux des hommes ou leurs glorieux élans et les donnent en exemple; celle-là retrace les actes sociaux importants des peuples, les justifie ou les blâme, suivant leurs conséquences et rien n'est plus propre que ces conclusions morales, mises partout en évidence, pour inspirer à la jeunesse la noblesse des sentiments et la générosité du patriotisme.

Ces études historiques de sociologie comparée font évidemment défaut dans l'enseignement primaire et il faudrait tâcher de les remplacer par quelques leçons sur nos institutions nationales contemporaines, de façon à faire connaître leurs avantages matériels ou leur but glorieux, et à suggérer à tous le respect des intérêts communs, ainsi que le dévouement patriotique, qui sont les bases de la vie sociale.

Arts libéraux.

Dans les *arts libéraux* se groupent les procédés, qui sont inspirés par le sentiment de certitude, et par lesquels l'homme s'applique particulièrement à découvrir les lois d'organisation universelle ou à les observer.

Obsédé par l'incertitude, l'homme s'est efforcé de tout temps de faire disparaître ce malaise, et ses tâtonnements l'ont conduit à la découverte d'un certain nombre d'actes, qui en le dissipant, font naître la sensation satisfaisante de certitude.

C'est ainsi qu'il a trouvé empiriquement les procédés d'examen, de mensuration, d'observation, d'exploration et d'expérimentation, qui sont constamment employés pour obtenir, à l'aide des organes des sens, des conceptions objectives certaines.

C'est encore pour échapper à ce même malaise, qu'il fait couramment usage des procédés du langage, tels que l'analyse, la comparaison, l'induction, la déduction, l'abstraction, la classification et la généralisation, qui appartiennent à l'art de raisonner et qui sont aussi susceptibles de donner des conceptions certaines.

Les leçons de choses sont très propres à familiariser l'enfant avec l'exécution des premiers procédés et il est toujours facile, par la traduction littérale de ses conceptions objectives dans une analyse physiologique du discours, de l'exercer à retrouver la sensation de certitude confondue au milieu des autres sensations.

Il est ensuite initié aux procédés du raisonnement par l'étude de la logique; enseignement qui consiste d'ordinaire dans un exposé historique, des descriptions de procédés et quelques exemples typiques.

Les logiciens disent bien que le raisonnement est une sorte d'artifice de langage, qui donne la certitude; mais ils ne disent pas clairement que cette certitude est une sensation réelle, qu'il faut percevoir et discerner au milieu d'autres sensations; or, sans cette notion le mécanisme des procédés logiques reste très obscur.

Il faut évidemment attirer l'attention de l'enfant sur la sensation de certitude, afin qu'il s'habitue à la rechercher au milieu des sensations fusionnées; il faut aussi lui faire comprendre le rôle révélateur, que cette sensation particulière est appelée à jouer dans ses conceptions; il faut enfin le familiariser, par des exercices, avec tous les procédés connus pour faire naître la certitude : afin qu'il sache mettre à profit cette pierre de touche, soit pour vérifier l'exactitude des connaissances qu'il obtient par les sens, soit pour vérifier la valeur de celles qu'on lui transmet, soit encore pour développer ses connaissances particulières, et s'élever à la science de toutes choses.

En général, les exercices pratiques du raisonnement sont fort négligés et cependant ils devraient être la partie fondamentale de l'enseignement classique de la logique, puisque son but est de donner au discours l'habitude de certains procédés corrects du langage.

La démonstration des théorèmes de géométrie, constitue la gymnastique la mieux appropriée pour familiariser les élèves avec les formules de la logique.

Ces exercices sont indispensables pour préparer à l'étude des mathématiques, où les procédés se compliquent, car les raisonnements y sont accumulés et combinés entre eux, de mille façons ingénieuses, pour obtenir des vérités.

L'habitude des procédés de la logique n'est pas moins utile pour l'étude des sciences naturelles et de toutes les sciences en général, car elles n'ont d'autre objet que la vérité.

La connaissance de ces mêmes procédés peut être négligée dans les travaux littéraires, car la littérature recherche le sentiment du beau ou du bien de préférence au sentiment du vrai : dans ce cas les procédés oratoires, scéniques ou poétiques de la réthorique ont plus d'efficacité que les raisonnements et elle se rapproche dès lors du groupe des beaux arts.

De même que le sentiment du bien a pour effet d'entretenir l'harmonie entre les êtres vivants : le sentiment du beau nous fait rechercher l'harmonie entre les choses. Beaux arts.

Les *beaux-arts* comprennent tous les actes, qui nous donnent le sentiment du beau, et par lesquels nous nous appliquons à établir l'ordre, l'équilibre, la symétrie et l'harmonie entre toutes choses.

Ce sont les procédés des musiciens, des acteurs, des poètes, des littérateurs et des rhétoriciens ; ceux des dessinateurs, des peintres, des sculpteurs, des décorateurs, des architectes, des orfèvres, des céramistes et de toutes les professions industrielles qui s'occupent d'œuvres élégantes.

Le goût du beau existe de bonne heure chez l'enfant : car il se manifeste dans ses gestes et son langage par des cris de satisfaction, d'étonnement ou d'admiration. Mais même chez l'adulte, les nuances émotives du beau ne sont perçues qu'après une assez longue étude des choses.

Qu'il s'agisse de musique ou de peinture, le sentiment du beau se perfectionne progressivement par l'étude et ce goût est indispensable pour la bonne exécution des procédés artistiques. Ceux-ci, généralement empiriques, exigent toujours dans l'application des exercices multipliés, qui suffisent à développer parallèlement le goût du beau et l'habileté d'exécution.

Des procédés, qui font naître la certitude, peuvent déterminer en même temps l'émotion du beau et chez les esprits cultivés ces deux sensations sont souvent associées. Le vrai est souvent beau : c'est un principe fondamental qu'il importe de ne pas perdre de vue dans l'enseignement des beaux-arts : car tout artiste, qui sait s'inspirer soit de la nature, soit des données de la science, évite des fausses routes et échappe à bien des tâtonnements. Les progrès récents de l'art moderne, en peinture, en sculpture et même en littérature, sont dus particulièrement à une observation plus rigoureuse de ce principe.

Les procédés empiriques et les procédés réfléchis doivent se prêter partout un mutuel concours, pour conduire l'artiste à un résultat capable d'émouvoir notre esprit et de satisfaire notre goût du beau.

Grâce à cette classification des arts en quatre groupes, il est permis de passer en revue toutes les actions intelligentes de l'homme et de démontrer très clairement, que l'opportunité de celles-ci relève toujours d'une impulsion émotive, qui partout les provoque et les dirige.

Que les émotions fassent défaut à l'homme, il cesse d'être provoqué à tous les actes correspondants, qui deviennent pour lui sans motif et sans intérêt; il ne produit plus rien et il demeure dans l'indifférence stupide de l'idiot ou dans l'incohérence paralytique du dément.

Que les émotions pénibles soient inopportunes, la déraison se manifeste aussitôt par les conceptions et les actes insensés d'une monomanie triste, telle que l'hypocondrie, la folie des persécutions, la folie du doute ou la misanthropie.

Que les émotions agréables soient intempestives, et la déraison se manifeste encore par une monomanie à forme gaie, qui se caractérise, soit par la folie ambitieuse des richesses et des entreprises, soit par des actes de bonté et de prodigalité puériles, soit enfin par des folies raisonnantes systématisées ou par des admirations faciles.

La déraison dans les actions et dans les conceptions est partout la conséquence inévitable des perturbations, qui peuvent survenir accidentellement, dans les conditions normales des phénomènes émotifs.

Très avide d'émotions agréables, l'homme n'attend généralement pas que l'occasion s'offre à lui pour en jouir, il cherche volontiers les procédés qui flattent le plus ses goûts, et l'attrait le conduit souvent à l'abus.

La répétition des mêmes sensations développe en lui une impressionnabilité durable, qui les rend plus vives, plus impérieuses ; le juste équilibre des émotions, sur lequel repose le sens commun, peut être ainsi rompu et une passion prend naissance.

« J'appelle passions des besoins déréglés, qui « en général commencent par nous séduire et « finissent par nous tyranniser », dit Descuret.

On se passionne quelquefois pour la science, pour le beau ou pour le bien ; mais on se passionne surtout pour les jouissances, que donne la satisfaction des besoins matériels et la morale de l'intérêt individuel est celle qui triomphe le plus souvent.

Ce n'est que par l'éducation qu'on peut arriver à neutraliser les tendances de l'homme, à satisfaire avant tout ses goûts matériels au détriment des intérêts sociaux : à cet effet, il faut que l'enseignement s'applique à développer exclusivement les autres sentiments et par dessus tout les sentiments sociaux.

L'éducation religieuse s'en est toujours occupée particulièrement ; mais aujourd'hui que celle-ci est un peu délaissée, il importe d'y suppléer dans l'enseignement primaire au moyen de leçons classiques spéciales, propres à faire connaître à l'enfant toutes les nuances émotives, qui dérivent du sentiment du bien. C'est non seulement par la glorification des préceptes et des actes légendaires de loyauté, de probité, de bonté, de respect filial, de dévouement, de courage et de patriotisme, que fournissent nos traditions littéraires ; mais encore par une juste appréciation de la portée philanthropique des institutions sociales modernes, que l'on pourra atteindre ce but si désirable.

CHAPITRE VI

FACULTÉ DE LA MÉMOIRE.

SOMMAIRE. — Mémoire des actions, habitudes. — Mémoire des conceptions, souvenirs. — Conditions favorables à ces reproductions. — Effets divers de la mémoire. — Associations de mouvements entre eux, de sensations entre elles, de la sensation au mouvement. — Mécanisme du langage. — Effets frustes de la mémoire. — Idées. — Pensées. — Réflexion. — Jugement. — Raisonnement. — Conceptions subjectives. — Mnémotechnie du savoir. — Méthodes expérimentales et graphiques, orales, mixtes. — Mnémotechnie du savoir-faire. — Méthodes gymnastiques, orales, mixtes.

Il suffit d'imiter plusieurs fois une action, même compliquée, pour pouvoir bientôt la répéter dans tous ses détails : or il est à remarquer, qu'à la suite de ces exercices, non seulement les mouvements peuvent être reproduits avec une grande exactitude ; mais les sensations, qui accompagnaient les mouvements lors des exercices précédents, se reproduisent également et nous les ressentons involontairement.

Ces reproductions de sensations s'appellent *souvenirs*, tandis que les reproductions de mouvements s'appellent *habitudes* ; enfin on appelle *mémoire* cette précieuse faculté des centres nerveux, par laquelle il nous est donné d'avoir des souvenirs et des habitudes.

Nous ne perdrons pas notre temps à examiner, s'il existe dans les centres nerveux des organes spécialement chargés de ces reproductions; ou bien si ce sont les mêmes organes, qui ont présidé aux premières opérations, qui président encore aux reproductions : nous étudierons de suite les différentes manières de faire fonctionner la mémoire.

La connaissance de tout ce qu'elle peut produire, doit aussi nous préoccuper, et nous posséderons alors des éléments suffisants, pour utiliser convenablement cette faculté.

Conditions mnémoniques.

La mémoire est une aptitude des centres nerveux, dont on éveille l'activité, d'abord par l'attention, effort de volonté qui augmente à la fois notre énergie et notre impressionnabilité, et facilite la reproduction des actions ou des conceptions, au point que nous devons à sa seule influence des souvenirs profonds et ineffaçables.

L'exercice, ou la répétition fréquente des mêmes mouvements et des mêmes impressions, a sur la mémoire une influence semblable à la volonté; cette influence est seulement plus lente, mais en revanche ses effets sont plus durables.

Lorsqu'on associe l'exercice à l'attention, on peut accroître l'excitabilité de la mémoire dans une proportion telle, que des sensations ou des mouvements finissent par se manifester en l'absence de leurs causes déterminantes particulières, ces causes cessent peu à peu d'être indispensables; et il est reconnu, que toutes celles, qui ont avec elles des rapports de *quantité*, de *qualité*, de *modalité* et de *temps*, suffisent alors pour éveiller des souvenirs et déterminer des actes habituels.

L'homme ne peut préparer ces relations entre les causes, lorsqu'elles sont inhérentes aux choses et aux circonstances, il ne peut que les subir; mais il en est d'autres qu'il peut établir à son gré.

Divers effets de la mémoire.

Ainsi il sait produire à volonté des sensations et des mouvements, il peut donc les produire simultanément et par ce simple rapprochement temporaire leur créer des relations chronologiques : il obtient alors de la mémoire des effets utiles vraiment merveilleux et dont l'analyse est du plus grand intérêt.

Chacun sait, qu'il suffit de répéter plusieurs fois deux mouvements ensemble, ou successivement, pour que la mémoire les associe intimement; cette exécution synchronique les rend artificiellement inséparables dans leurs reproductions ultérieures.

Ce procédé est employé avec beaucoup de succès dans le dressage des animaux, dans les exercices gymnastiques de l'homme, et partout où l'on veut enseigner les mouvements combinés nécessaires à l'exécution d'une action quelconque, ou développer des habitudes nouvelles.

Par le même moyen, on peut établir des relations artificielles entre deux sensations : en les faisant ressentir plusieurs fois simultanément, on les accouple pour leurs reproductions futures.

On peut aussi associer une sensation à un mouvement, à un geste, à une parole : en les reproduisant plusieurs fois simultanément, on les solidarise encore l'un à l'autre, au point que le geste et la parole deviennent le signe de la sensation et réciproquement.

Notre langage repose précisément sur des relations de temps, préétablies ainsi volontairement entre des sensations et des mouvements-paroles : les exercices de langage, qui datent de la plus tendre enfance, accouplent si intimement la sensation et le mouvement-parole, que l'un révèle l'autre d'une façon absolument automatique, et il faut à l'adulte un effort de volonté, qui ne s'acquiert que par l'habitude, pour réprimer ces manifestations, lorsqu'elles sont indiscrètes.

Il ne faut voir, dans cette révélation automatique, qu'un des effets passifs de la mémoire : supprimez cette faculté et vous rompez du même coup les liens, qui unissent les sensations aux mouvements-paroles, il n'y a plus de langage possible.

Cette perte de la mémoire se réalise quelquefois très nettement, dans certaines maladies des centres nerveux ; les mots manquent pour exprimer les sensations éprouvées, et s'ils sont répétés, ils n'ont plus de signification pour le malade, qu'on appelle un aphasique.

Idées. Lorsque l'homme examine un objet, il se livre à quelques mouvements d'exploration, et il éprouve inévitablement des sensations multiples fusionnées : dans ces mouvements et dans ces sensations, nous l'avons vu précédemment, se trouvent tous les éléments de la conception.

Or, la simultanéité d'origine leur crée immédiatement des relations de temps, liens d'association qui ont pour effet, de favoriser leur reproduction mnémonique ultérieure, sous la forme d'un groupe solidaire de mouvements et de sensations représentant la conception première, sinon dans tous ses éléments, du moins dans ses éléments essentiels.

Le plus souvent, en effet, la conception d'un objet ne se représente pas fidèlement à la mémoire avec toutes les sensations originelles, il manque des éléments, ce n'est plus qu'une reproduction imparfaite et sommaire, qui est l'*idée*.

L'idée est une conception fruste, fournie par la mémoire et portant généralement la trace des moyens d'exploration, ou des circonstances originelles : elle est faite des sensations les plus vives, de celles qui ont le plus frappé l'esprit et ont survécu à cause d'un intérêt particulier à la personne impressionnée.

Aussi les idées sur un même objet sont-elles

essentiellement variables d'une personne à l'autre.

Pour l'enfant, l'idée du marbre se réduit à la sensation d'un corps froid, parce qu'il a été surpris par cette sensation particulière du toucher.

Pour l'architecte, le marbre est une belle pierre décorative, parce que ce sont les sensations visuelles, qui l'ont séduit dans ce corps.

Pour le chimiste, l'idée du marbre est tout autre chose, c'est un sel de chaux, une sorte de craie, parce qu'il a exploré ce corps de bien des manières différentes, et que dans son esprit les apparences extérieures ne sont que secondaires.

Les idées sont vraies ou fausses, belles ou laides, gaies ou tristes, suivant la sensation émotive qui a dominé dans l'impression d'origine.

Enfin il ne faut pas oublier que la conception se compose de deux opérations élémentaires, sentir et interpréter les sensations : or, très souvent il n'y a plus trace de la première opération, les sensations originelles de la conception sont perdues, il ne reste plus que le nom de l'objet, c'est-à-dire un souvenir de l'interprétation. C'est là une forme particulière aux idées acquises, autrement que par les sens, et à celles, qui sont transmises par la tradition comme les idées abstraites.

Les sensations conscientes, produites par la mémoire, sont toujours moins .vives et moins nettes, que celles qui sont provoquées par l'excitation directe des sens ; elles sont par ce fait plus difficiles à discerner, surtout quand elles sont fusionnées.

En revanche elles se revèlent avec assez de clarté dans les discours, qui servent à exprimer les idées ressenties, et il suffit de soumettre ceux-ci, à l'analyse physiologique, comme s'il s'agissait de conceptions objectives parfaites, pour reconnaître facilement les éléments constituants des idées.

Les idées se révèlent encore par des manifestations conscientes, qu'on appelle des *pensées*. Pensées.

Qu'est-ce que la pensée ?

La pensée n'est qu'une forme particulière du mouvement-parole, comme l'idée n'est qu'une forme particulière de la conception. Ces deux formes sont des reproductions frustes de la mémoire, également inhabile à reproduire les actions et les conceptions dans leur intégrité première ; l'absence de certains éléments défigure les opérations typiques; celles-ci sont déguisées sous des formes frustes, dont il importe de ne pas méconnaître l'identité.

On assiste aux métamorphoses, que subissent ainsi les actions, en analysant particulièrement l'acte de la parole dans la lecture, où il peut affecter trois formes différentes et bien connues, qui sont : la lecture à haute voix, la lecture aphone et la lecture mentale.

Dans la lecture à haute voix, les effets cérébraux et mécaniques de l'action sont complets; dans la lecture aphone, il est évident que les effets sonores de l'action sont simplement supprimés, certains mouvements de prononciation persistent, ceux des lèvres en particulier ; enfin dans la lecture mentale, tous les effets visibles de l'action disparaissent, il ne reste que l'acte dynamique cérébral, nous le ressentons très nettement, car c'est cette sensation intime, consciente de l'acte-parole que nous appelons la pensée.

Ces trois aspects de la même action ne diffèrent donc entre eux, que par la disparition progressive des effets mécaniques accessibles aux sens; tandis que tout ce qui échappe à ceux-ci persiste et nous en avons conscience : l'activité spéciale des centres nerveux, qui est la source initiale et indispensable des mouvements de l'appareil vocal, est dans les trois cas manifestement identique.

La forme mentale n'est pas particulière aux mouvements-paroles, car il est aisé, en s'étudiant un peu, de s'assurer, que tous les gestes et toutes les actions se représentent ainsi en pensées, d'une façon plus ou moins nette suivant les sujets.

Il y a plus, de même que l'idée est la forme la plus habituelle de la conception, la pensée est aussi en réalité la forme ordinaire de l'action.

Pour que les effets mécaniques, qui complètent l'action, se manifestent avec la pensée, il faut une excitation énergique, accidentelle ou volontaire, des centres nerveux; lorsque cette excitation fait défaut, ce qui est l'état normal de l'homme, il ne se produit que des actions mentales, elles restent à l'état de pensées.

S'il en était autrement, les conceptions et les idées, qui occupent constamment nos centres perceptifs pendant la veille, se manifesteraient automatiquement au dehors par une agitation et un verbiage incessants, comme dans les périodes d'excitation des aliénés ; tandis qu'à l'ordinaire, elles ne se traduisent automatiquement que par des pensées intimes, jusqu'au moment où la volonté, et toute autre excitation cérébrale, interviennent pour manifester les pensées en mouvements-paroles ou en d'autres mouvements.

Il résulte de cette analyse physiologique, que les effets conscients de la mémoire, souvent confondus sous le nom d'idées et de pensées, sont produits par deux modes d'activité cérébrale fort différents ; les premières sont des conceptions frustes, les secondes des actions également frustes.

Tout ce qui a été dit, au sujet des conceptions et des actions, est respectivement applicable aux idées et aux pensées, car les opérations intellectuelles les plus compliquées peuvent se produire sous ces formes frustes et ne se manifester que mentalement par des effets conscients.

Réflexion, jugement, raisonnement.

Les sensations étant partout inséparables des mouvements-paroles, qui leur ont été intimement associés depuis l'enfance par l'exercice du langage, il en résulte que l'idée suit partout la pensée correspondante, l'une évoque facilement le souvenir de l'autre et réciproquement. Toute évocation de ce genre s'appelle *réflexion*.

Il suffit de rapprocher deux pensées, pour effectuer par la réflexion le rapprochement des idées correspondantes, et rendre mentalement facile la comparaison des éléments sensoriels de celles-ci, propre à mettre en évidence les rapports de quantité, de qualité, de modalité et de temps, qui peuvent exister entre elles.

Effectuer mentalement ces rapprochements, discerner et constater l'existence, ou la non existence des rapports entre les idées, et interpréter les conclusions de cet examen, s'appelle *juger* ou *raisonner*. L'esprit s'habitue très facilement par l'éducation, à opérer ainsi sur les idées à l'aide des pensées, avec tous les artifices de l'art de raisonner, qui sont définis par la logique ; les procédés, il est vrai, ne sont souvent qu'ébauchés et n'ont pas la précision des opérations, qui s'effectuent sur des conceptions objectives à l'aide de la parole ou de l'écriture ; mais les interprétations, qui en résultent, sont beaucoup plus rapides.

Aussi les opérations mentales sont une source Conceptions subjectives très féconde de conceptions, que par opposition on appelle *conceptions subjectives*. Qu'il s'agisse de conceptions objectives ou subjectives, le mécanisme fonctionnel, qui leur donne naissance, ne varie pas et les opérations sont souvent mixtes ; c'est-à-dire qu'elles sont exécutées indifféremment à l'aide des pensées ou des paroles, les unes et les autres se combinant incessamment entre elles, en vue du résultat cherché.

Les idées et les pensées ne sont que des traces laissées par nos conceptions et nos actions passées ; aussi sont-elles fugaces et sujettes à s'effacer, si l'on n'intervient pour les entretenir et les conserver, de façon à obtenir le savoir et le savoir-faire. Les méthodes mnémoniques, qui conduisent à ce double résultat sont consacrées par l'expérience ; elles diffèrent, suivant qu'il s'agit de conserver des idées ou des pensées, attendu que ces manifestations relèvent de facultés différentes : dans le premier cas, il faut s'adresser aux facultés de conception et dans le deuxième cas aux facultés d'action.

Cette distinction, à établir entre les méthodes, est d'autant plus importante, que malheureusement elles prêtent à la confusion, et que dans l'éducation scolaire actuelle on les applique indistinctement pour donner le savoir ou le savoir-faire, ce qui est une grave erreur.

Donner le savoir comporte deux opérations : la première consiste à produire des conceptions; la seconde a pour but de faciliter la reproduction des idées, qui dérivent de celles-ci. Mnémotechnie du savoir.

Nous savons par ce qui précède, comment on développe des conceptions; nous n'avons plus qu'à indiquer ici, les méthodes par lesquelles on prépare leur souvenir. Trois méthodes sont susceptibles de donner ce résultat.

Méthode expérimentale. — La première peut s'appeler expérimentale, elle consiste *à faire répéter l'examen des objets, dont on veut graver le souvenir ; à attirer l'attention sur les sensations caractéristiques, à les interpréter ; enfin à reproduire autant que possible les éléments de la première conception.*

Cette méthode est très sûre dans les résultats, car elle réunit absolument les conditions les plus favorables aux manifestations de la mémoire; mais elle est extrêmement laborieuse, elle n'est applicable qu'aux choses dont la présentation est facile ; aussi n'est-elle employée que dans la leçon de choses par exemple, ou plus tard, pour fixer des idées scientifiques très importantes.

A la méthode expérimentale se rattachent les méthodes graphiques, qui consistent à évoquer l'idée d'un objet, à l'aide d'une reproduction figurée par un schéma, un plan, une carte, une image ou un tableau, capables de donner des sensations visuelles, analogues à celles qui ont déjà été ressenties.

Les idées ne sont très souvent que des images, parce que nous nous contentons le plus souvent des révélations du sens de la vue, pour connaître les objets; aussi à l'aide d'images, on réussit aisément à éveiller des idées du même genre, c'est-à-dire composées de sensations visuelles.

Mais il n'est pas douteux, que dans les méthodes graphiques, les autres éléments sensoriels de la conception sont négligés, et les idées, que l'on prépare ainsi, sont nécessairement incomplètes.

Toutes les méthodes, qui comme les raisonnements et les classifications, ont pour objet d'évoquer ou d'établir des rapports sensoriels de quantité, de qualité, de modalité et de temps entre des conceptions passées, ou entre des conceptions présentes et passées, préparent la conservation des idées et favorisent le savoir, de la même façon que les méthodes graphiques.

Aussi elles ont le même défaut, leur efficacité n'est que partielle, certains éléments constitutifs des conceptions initiales étant nécessairement négligés.

Méthode orale. — La deuxième méthode mnémonique du savoir est orale : elle consiste *à répéter la description ou la définition des choses ; à énumérer les sensations qu'elles donnent ; enfin à rappeler par des explications, comment on les interprète, de façon à évoquer tous les éléments des conceptions passées, sans que l'objet de ces conceptions soit présent.*

La lecture et la récitation des traités scientifiques se rattachent à cette méthode, qui a l'avantage d'être très rapide et très facile à répéter.

Mais elle a le grave défaut d'être bien moins efficace chez l'enfant, que chez l'adulte ; parce qu'elle exige d'abord une grande attention, puis une connaissance parfaite de la signification des mots et une grande habitude de la langue. Il faut en effet, que le mot parlé ou écrit soit tellement bien accouplé à la sensation à exprimer, qu'il suffise de prononcer ce mot, pour éveiller aussitôt dans les centres nerveux le souvenir de la sensation, c'est-à-dire l'idée correspondante ; il faut enfin, que par le discours, on puisse évoquer chez l'auditeur toutes les sensations possibles, car elles sont les éléments nécessaires des conceptions ; sinon les explications orales sont incomprises et aucune idée ne peut germer : c'est précisément ce qui se passe chez l'enfant.

La méthode orale, ou de récitation, a en outre l'inconvénient de favoriser plutôt le souvenir des formules de l'idée, que le souvenir de l'idée elle-même.

Ainsi il est à remarquer que chez les hommes, dont l'éducation a été faite exclusivement par cette méthode, la trace des sensations originelles des conceptions s'efface, et disparaît si complètement des idées, pour ne laisser que la pensée formulant l'interprétation, que souvent celle-ci est prise pour la forme parfaite de l'idée : c'est l'idée pure, indépendante des sensations, débarrassée de sa gangue, l'idée spiritualisée, l'essence, qui pour quelques-uns préexiste au concret.

Dans cette voie l'idéalisme a été poursuivi si loin, et les sensations sont devenues si secondaires, si inutiles et même si gênantes pour les métaphysiciens, qu'ils ont recommandé de s'en méfier, prétendant qu'elles ne pouvaient qu'égarer l'esprit.

Aussi la méthode orale de mnémotechnie, qui par ses défauts même, est très appropriée au perfectionnement de ce système, a-t-elle eu toutes les préférences de l'école idéaliste, pour laquelle la conception réduite à l'abstrait est le symbole parfait de l'idée.

Notre enseignement universitaire actuel est encore trop imprégné de cette théorie scolastique, pour se défaire entièrement des mêmes préférences, au profit des méthodes expérimentales ; aussi en négligeant la partie concrète des idées, il laisse l'élève inhabile à se servir des sens, incapable d'utiliser leurs révélations, il étouffe inévitablement l'esprit d'observation au lieu de le développer.

Tant vaut la méthode, tant valent les résultats, et si la plupart des bacheliers n'ont qu'une science inutile, il ne faut en accuser que la méthode de mnémotechnie classique, qui n'a pu leur donner que des pensées creuses, sans les idées correspondantes.

Méthode mixte. — La troisième méthode mnémotechnique du savoir est mixte ; elle consiste à associer les deux méthodes précédentes, c'est-à-dire, *à mettre l'élève en face de l'objet ou de son image, à en faire une description orale, à faire discerner les sensations confuses qui sont éprouvées, enfin à terminer en indiquant l'interprétation admise.*

Cette méthode mixte est certainement la plus efficace, puisqu'elle réunit toutes les conditions favorables à la mémoire des conceptions ; mais elle est compliquée et offre les difficultés matérielles inhérentes à la première, c'est-à-dire la présentation de l'objet à concevoir, c'est là son seul défaut.

Mnémotechnie du savoir-faire.

Nous arrivons aux méthodes employées pour préparer le souvenir des actions, enseigner le savoir-faire et faciliter par cela même la forme mentale des mouvements, c'est-à-dire la pensée.

La tâche comporte encore ici deux opérations : l'une a pour objet de faire connaître les procédés d'action, l'autre de préparer l'habitude de ces procédés.

Nous avons indiqué dans un chapitre particulier, consacré à la faculté de se mouvoir, comment par la méthode d'imitation on obtient facilement cette première opération ; la deuxième doit seule nous occuper ici.

On y satisfait par trois méthodes d'enseignements.

Méthode gymnastique. — La première consiste *à renouveler systématiquement l'exécution du procédé, jusqu'à ce que l'élève en ait acquis l'habitude; c'est-à-dire jusqu'à ce qu'il puisse le répéter involontairement sans effort d'attention.*

Cette méthode gymnastique est très efficace, parce qu'elle est conforme à la fois à la nature des matières à enseigner et au genre d'activité fonctionnelle, que l'on veut développer : aussi elle est à la portée des plus faibles intelligences.

Méthode orale. — La deuxième méthode mnémotechnique du savoir-faire est orale : elle consiste *à apprendre la théorie des procédés d'action et à la réciter.*

C'est encore la méthode des récitations, si universellement employée jusqu'ici dans l'éducation classique, et appliquée non seulement à l'enseignement des procédés de la langue, aux leçons de choses, aux procédés arithmétiques, géométriques ; mais indistinctement à tout.

Or, nous avons déjà signalé combien elle est stérile, quand il s'agit d'enseigner des procédés et de développer des facultés motrices.

Nous répétons encore, qu'il ne suffit pas d'étudier avec soin dans un livre les règles de l'art de nager, de monter à cheval, de peindre ou de sculpter pour pouvoir exécuter les procédés qu'ils comportent : l'expérience le démontre d'une façon péremptoire, on n'obtient un peu de savoir-faire qu'en pratiquant.

Les théories ne peuvent être transformées en mouvements, que par de laborieux efforts d'interprétation, pour lesquelles l'assistance d'un maître expérimenté est nécessaire, même à l'adulte ; à plus forte raison à l'enfant, qui n'a ni les mêmes facilités de réflexion, ni une habitude suffisante de la langue.

On ne saurait donc hésiter entre la méthode gymnastique et la méthode orale, malgré l'avantage qu'offre cette dernière, d'être commode et peu fatigante, car elle est trop peu efficace, quand elle s'adresse à de jeunes élèves.

Méthode mixte. — On peut enseigner le savoir-faire par une méthode mixte, qui consiste à associer la méthode gymnastique à la méthode orale ; c'est-à-dire, *faire exécuter les exercices conformément à la première méthode, décrire en même temps les procédés et exposer les règles, ou les principes scientifiques qui les dirigent.*

Cette association des méthodes donne les résultats les plus rapides et les plus sûrs; comme elle rend la connaissance des procédés, aussi complète que possible; elle est la méthode par excellence, pour enseigner le savoir-faire : mais à la condition de donner la plus grande part aux exercices, parce qu'ils sont indispensables, tandis que les théories ne sont qu'accessoires, du moins pour l'élève.

On voit d'après cet exposé analytique, que les méthodes, qui servent à enseigner le savoir et le savoir-faire, sous une similitude apparente, sont foncièrement distinctes : il y a deux voies différentes pour préparer les reproductions des opérations cérébrales, parce qu'il y a deux mémoires, deux genres différents d'activité cérébrale à mettre en jeu, celle qui donne des conceptions et celle qui donne des actions.

Tel est le point capital, que nous tenions à établir, car il importe absolument en pédagogie de ne pas faire de confusion à cet égard, sinon les efforts de l'enseignement n'aboutissent pas, l'élève se fatigue sans profit et on l'accuse, alors que c'est le maître qu'il faut accuser.

Rarement celui-ci songe à établir ces distinctions ; et quand par ses discours il croit développer des idées, en négligeant d'évoquer les sensations qu'elles comportent, pour ne parler que de leurs interprétations il ne donne que des idées tronquées.

Par les méthodes que la tradition fait actuellement prévaloir, l'élève n'est généralement bien exercé qu'aux formes subtiles de la langue : aussi avec des pensées très cultivées il reste pauvre d'idées.

CHAPITRE VII

ENTRAINEMENT ET SURMENAGE.

SOMMAIRE. — Entraînement et surmenage des muscles, de la moëlle épinière, du cerveau. — Signes de surmenage. — Causes particulières du surmenage cérébral dans l'éducation des enfants, confusion dans les méthodes d'enseignement. — Impuissance des méthodes orales pour enseigner des procédés d'action, efficacité des méthodes gymnastiques qui mettent directement en jeu la faculté motrice. — Impuissance des méthodes orales pour obtenir des conceptions, efficacité de l'exercice des sens, qui mettent directement en jeu la faculté de concevoir. — Nécessité d'employer toujours les méthodes directes les plus efficaces, pour économiser les efforts des enfants.

Répartition des programmes. — Idées directrices. — Buts identiques de l'enseignement primaire et secondaire, il ne doit y avoir de différence que dans le degré et dans la forme de l'instruction. — Dans les deux cas équilibrer les programmes encyclopédiques, en faisant une part égale à la connaissance des choses et des hommes. — Choisir les méthodes analytiques de discernement pour l'enseignement primaire, les méthodes synthétiques pour l'enseignement secondaire. — La philosophie des sciences et l'objectif final des études secondaires.

Apprendre à l'enfant à mettre en action des organes doués d'aptitudes naturelles, pour en obtenir un travail utile, est un des buts principaux de l'éducation.

Si on néglige d'exercer ces aptitudes natives, elles diminuent progressivement, elles s'éteignent, elles peuvent disparaître complètement (Darwin) et l'homme devient incapable, il dégénère.

Si d'autre part on exerce ces aptitudes naturelles, elles se perfectionnent, les organes mis en jeu se développent, ils deviennent plus capables de travail, et ils subissent ce qu'on appelle un entraînement.

Entraînement et surmenage des muscles.

Ainsi le muscle a l'aptitude de se contracter, si on excite souvent cette contractilité, il devient plus agile, plus énergique, plus gros et plus ferme. C'est pour cette raison que les ouvriers exerçant des professions actives, acquièrent des gros bras et parfois un développement musculaire général très puissant : ils sont entraînés ; tandis que les gens, qui passent leur vie dans l'immobilité des bureaux, n'ont généralement que des muscles grêles, mous, flasques et peu agiles.

Mais l'entraînement est un heureux résultat subordonné à certaines conditions, qu'il s'agit de connaître.

Lorsque les muscles se contractent trop souvent, ou trop violemment, ils se fatiguent, ils s'endolorissent, leur force diminue; ils retrouvent généralement leur aptitude première par le repos.

Si le repos ne leur est pas donné, la fatigue et la douleur augmentent, celle-ci peut devenir très vive au moment des contractions, il se produit des crampes et même des paralysies.

Sous l'influence de ce travail exagéré, le muscle, loin de gagner peu à peu en énergie dans ses contractions, devient plus faible, ses aptitudes se perdent, son volume diminue, il devient flasque et paresseux : au lieu d'être entraîné il est surmené.

L'homme surmené s'affaiblit, dépérit rapidement, ses facultés motrices se perdent et c'est par l'effet d'un surmenage répété, que dans certaines professions l'ouvrier vieillit prématurément, au point qu'il est obligé de changer de profession, pour en prendre successivement de moins violentes, à mesure que ses forces diminuent, et un travail musculaire excessif rend invalide avant l'âge.

L'enfant surmené dépérit encore plus vite et sa croissance en est si troublée, qu'en 1874 une loi spéciale a été créée, pour le protéger contre le travail excessif des manufactures et a interdit le travail dans les ateliers avant l'âge de 10 ans : cette limite a été encore reculée depuis.

Les exercices répétés ont donc pour effet de déterminer, tantôt l'entraînement, tantôt le surmenage, et dès qu'ils ne produisent pas l'entraînement, surtout chez l'enfant, il faut redouter le surmenage, ces deux effets sont très voisins.

Entraînement et surmenage de la moëlle épinière.

Les actions de l'homme exigent non seulement la contractilité des muscles, mais encore une excitation nerveuse, émanant des centres dynamiques de la moelle épinière si l'action est simplement automatique, et émanant du cerveau lui-même si l'action est volontaire.

Or, ces centres nerveux exercent comme les muscles leurs aptitudes natives, chaque fois qu'il y a mouvement et, comme les muscles encore, ces organes en reçoivent une impulsion passagère, qui profite à leur développement :

ils se perfectionnent et s'entraînent par une action modérée.

L'entraînement de la moelle épinière est très précoce chez l'enfant, il date des premiers jours après la naissance, il se fait par tous les tâtonnements qui conduisent peu à peu à l'exécution facile des mouvements habituels ; il se poursuit régulièrement pendant l'éducation scolaire et jusque dans l'éducation professionnelle.

Entraînement et surmenage du cerveau.

L'entraînement du cerveau est plus tardif, parce qu'à la naissance cet organe n'est qu'une masse molle, à contexture confuse et inachevée, où les fonctions sont encore à l'état rudimentaire, et sa formation évolue avec une telle lenteur, qu'elle ne s'achève qu'entre 20 et 30 ans.

Ce n'est guère, en effet, qu'au terme de l'adolescence, que le cerveau est près d'acquérir son volume définitif et ses aptitudes normales ; mais l'entraînement de ces centres délicats, par un fonctionnement méthodiquement réglé, hâte un peu cette évolution.

L'accélération du développement général de l'enfant par l'entraînement simultané des muscles, de la moelle épinière et du cerveau, est un des principaux bénéfices d'une éducation bien conduite.

Mais tous ces organes, susceptibles d'être entraînés, sont aussi menacés d'être surmenés, et une éducation mal dirigée peut déterminer, soit le surmenage des muscles, soit celui des centres nerveux; c'est-à-dire qu'elle aura pour résultat un arrêt de développement physique de ces organes, avec une invalidation fonctionnelle correspondante, et il importe par dessus tout d'éviter des effets aussi fâcheux.

A ce point de vue l'éducation est une tâche extrêmement délicate, et l'expérience de chaque jour démontre, que chez l'enfant l'entraînement est très lent et très difficile, alors que le surmenage est très facile et très rapide.

Sous l'influence du travail intellectuel excessif dans les collèges, l'état physique de l'enfant ne s'appauvrit pas moins que par le travail corporel excessif des manufactures et souvent de brillantes aptitudes intellectuelles s'éteignent au lieu de se développer : « L'intelligence s'accroît par des travaux modérés et est écrasée par ceux démesurés. »

Aussi ce n'est pas sans raisons, que s'élèvent les réclamations des pères de famille et des médecins, pour demander des réformes dans l'enseignement universitaire. Les jeunes générations de lycéens ont besoin d'être protégées contre la surcharge des études, comme le sont les enfants dans les ateliers, contre les exigences abusives des patrons et des industriels.

Malheureusement les signes, par lesquels le surmenage commence à se manifester, sont obscurs et d'une banalité telle, que les maîtres y attachent peu d'importance. En outre, les conséquences immédiates sont si fugaces, qu'elles ne paraissent pas dangereuses et d'autre part les conséquences éloignées leur échappent généralement.

Des signes de surmenage.

Il importe cependant, d'appeler leur attention sur ces signes et de les éclairer sur l'interprétation, qu'il faut leur donner : c'est pourquoi nous allons les énumérer avec soin.

Le surmenage musculaire est progressivement caractérisé par les attitudes nonchalantes, la fatigue ressentie, la courbature, un endolorissement provoqué par une pression sur les muscles ou par leur contraction, la maladresse, l'inaptitude à se mouvoir, des crampes spontanées souvent fort aiguës, la pâleur du visage, l'anéantissement général et un amaigrissement plus ou moins rapide ; poussé plus loin le surmenage musculaire détermine des furoncles, des abcès, des inflammations articulaires, la fièvre de surmenage, enfin (d'après Pringle, Murchison et Peter) il est la cause ordinaire du typhus à rechute et on fabrique celui-ci à volonté.

Le surmenage de la moelle épinière a des signes, qui se confondent généralement dans les précédents ; cependant la maladresse dans les mouvements, les tremblements, des crampes, des soubresauts, des douleurs névralgiques dans les membres, des tics involontaires, des douleurs dorsales persistantes entre les deux épaules, des crampes d'estomac, des palpitations, des sueurs faciles, des lassitudes persistantes, une énergie passagère souvent incohérente, l'amaigrissement avec un nervosisme particulier, enfin l'insomnie ou un sommeil troublé par des mouvements automatiques, sont des signes, qui révèlent plus particulièrement le surmenage de la moelle.

Le surmenage cérébral, qui est peut-être le plus fâcheux pour l'avenir de l'enfant, commence ordinairement par le surmenage de la vue et de l'ouïe, deux sens que les méthodes actuelles d'éducation font fonctionner presque exclusivement.

Chez l'adulte, on reconnaît le surmenage de ces sens dans l'état de malaise et de fatigue que provoque une longue conférence, une soirée de théâtre, un bal : les yeux sont secs et brûlants, les paupières battent plus souvent, on ressent de la tension oculaire, les yeux étant fermés on perçoit encore des effets lumineux étincelants et des sensations consécutives ; pendant la lecture ou l'écriture, les lettres chevauchent, on voit double, il y a du strabisme passager, des douleurs orbitaires souvent fort vives et la tête est lourde.

La fatigue du sens de l'ouïe donne un malaise, qui se traduit dans la locution vulgaire, « *j'ai la tête cassée* », il y a impuissance de l'attention, lutte contre le sommeil, on se sent obsédé pendant plusieurs heures par une répétition mentale involontaire des paroles, des intonations, des refrains passés, qui restent obstinément présents à l'esprit, enfin le sommeil est troublé de rêves et de cauchemars.

Le surmenage du cerveau a aussi des signes propres, qui viennent se joindre aux précédents, ou qui prédominent suivant les circonstances. L'adulte commence à ressentir de la fatigue cérébrale après trois quarts d'heure d'attention soutenue, et bientôt à la difficulté d'appliquer l'attention s'ajoutent de l'hébétude, une sensation de pesanteur frontale et orbitaire, qui va jusqu'à la douleur, et qu'on appelle souvent la migraine.

Si le surmenage devient habituel, il survient des sifflements d'oreille, des vertiges, une certaine paresse de la mémoire, des absences intellectuelles passagères, des saignements de nez, de l'inappétence, des dégoûts, des nausées, des indigestions faciles, de la lenteur dans les digestions, de la constipation, de la tristesse, de l'insomnie ou de l'engourdissement, avec rêves bruyants, cauchemars et délire professionnel ; enfin les idées se brouillent et le cerveau est invalidé.

Mais, dira-t-on, rien n'est plus commun que la plupart de ces signes, chacun les connaît pour les avoir éprouvés, sans grand dommage.

Oui certes, parce que dans la vie moderne rien n'est plus commun que le surmenage cérébral et l'accroissement annuel du chiffre des aliénés paraît en être la conséquence naturelle.

Il n'est personne qui n'ait été fatigué ou surmené passagèrement : un surmenage passager n'a que des conséquences éphémères, le repos les dissipe et chez l'adulte, le surmenage répété ou permanent offre seul des dangers.

Mais le surmenage, même passager, hébète l'enfant et rend la conception impossible : s'il est répété, les conséquences sont d'autant plus fâcheuses, que le sujet est plus jeune et moins développé, il retarde immédiatement le développement physique et fonctionnel, l'hébétude s'accentue, devient permanente, enfin l'épuisement ou l'anémie survient, ouvrant généralement la porte à toutes les contagions, en particulier à la fièvre typhoïde et à la phthisie tuberculeuse.

Causes particulières du surmenage cérébral dans l'éducation des enfants.

Pour éviter le surmenage des muscles et de la moelle dans les ateliers et les manufactures, il est prescrit de ne faire travailler les enfants qu'avec modération, de faire alterner le travail avec des repos fréquents, de graduer ce travail suivant les aptitudes propres à l'âge, de n'exiger que la dextérité et de se garder de faire soulever de lourds fardeaux.

Dans les établissements universitaires le surmenage des muscles et de la moelle épinière n'est pas à redouter, parce que les méthodes pédagogiques, presque toutes orales, n'exigent de l'élève que des attitudes sédentaires, à moins qu'elles soient prolongées et peu stables.

Aussi loin d'être surmenés, généralement ces organes s'étiolent par défaut d'entraînement, comme dans toutes les professions sédentaires.

Mais si les muscles sont au repos, en revanche dans cet enseignement le cerveau est l'organe auquel on ne cesse de demander de l'activité, il est aux travaux forcés et il est surmené, aussi bien par la longueur des séances, que par la nature des efforts demandés.

Les effets funestes sur de jeunes cerveaux des travaux précoces et d'une nourriture intellectuelle trop substantielle, sont comparables à ceux que produit l'ingestion des viandes sur l'enfant à la mamelle : non seulement ces aliments très riches ne sont pas digérés, par un tube digestif qui ne sait transformer que le lait, mais ils fatiguent cet organe, l'irritent vivement, déterminent de la diarrhée infantile et le dépérissement.

Si dans l'enseignement universitaire, on pense avoir tout fait pour éviter le surmenage cérébral, en réduisant et en entrecoupant les séances d'études, on se trompe, car on n'a satisfait qu'à une partie du problème, on a négligé un second facteur très important, le plus important peut-être. La réduction des heures de travail n'a d'ailleurs pas donné jusqu'ici tous les résultats qu'on attendait de cette mesure, et il faut en conclure que le surmenage des élèves n'est pas tant causé par la durée des séances, que par la nature des efforts intellectuels exigés, qui font un appel incessant à des facultés encore naissantes.

Incontestablement, un choix judicieux des travaux à imposer à chaque âge est à faire, et tout le monde reconnaît que ce choix est vraiment difficile. Il n'a pas été suffisamment éclairé par les vagues accusations émises à ce sujet ; l'académie de médecine elle-même, qui ne saurait rester étrangère à une si grave question d'hygiène, n'a pas voulu les préciser davantage, laissant respectueusement à l'expérience pédagogique des universitaires toute la responsabilité de l'entreprise.

Cependant la question ne peut faire un pas, tant qu'on ne précisera pas ces accusations, et en se basant uniquement sur les données physiologiques précédentes, on peut en signaler de capitales.

Choix des méthodes.

Nous avons déjà constaté, que quand il s'agit d'initier les enfants aux procédés élémentaires de la langue maternelle, ou de toute autre langue, à la lecture, à l'écriture, à l'arithmétique, à la géométrie, à la logique, etc., les méthodes classiques employées sont souvent défectueuses. Puisqu'il s'agit dans tous ces procédés, de mettre en jeu des facultés motrices, la méthode mnémonique par excellence est la gymnastique, avec toutes ses progressions.

Le maître devrait s'appliquer exclusivement au rôle de dresseur, et cependant il se fait ordinairement orateur-conférencier ; il se préoccupe bien plus de donner du savoir que du savoir-faire, il exige des récitations de textes, alors qu'il ne devrait demander que des exercices d'imitation.

Cette confusion déplorable dans la nature des facultés à mettre en jeu et dans l'opportunité des méthodes mnémotechniques est constante ; elle explique la pauvreté des résultats, la fatigue et l'impatience des élèves, dont la mémoire s'encombre sans profit immédiat de règles et de théories, qu'ils sont impuissants à traduire en actions; tandis qu'il suffirait de quelques exercices d'une gymnastique graduée, pour qu'ils réussissent à exécuter, sans effort intellectuel, des procédés même compliqués.

Les plaintes et le découragement des parents

témoins des vains efforts de leurs enfants et de la pauvreté des résultats sont donc de ce côté fort légitimes.

S'agit-il de donner à l'enfant du savoir proprement dit, les méthodes classiques habituelles ne sont pas plus heureuses, à en juger encore par les résultats; car on constate généralement, que si les élèves sont habiles à la récitation des textes, qui donne l'illusion du savoir, ils sont en revanche réfractaires à la conception des choses. Malgré des efforts très consciencieux, les explications restent bien souvent incomprises; il est vrai que celles-ci se gravent dans la mémoire et sont parfois conservées pendant des années, à travers l'adolescence, jusqu'au jour où spontanément la lumière survient, parce que, dit-on, l'expérience, ou peut-être la maturité nécessaire qui manquait au cerveau, sont enfin arrivées.

Beaucoup de maîtres enseignent de bonne foi, sans espoir d'autres résultats que cette perspective éloignée, pensant que l'activité de la mémoire suffira, pour constituer dans l'avenir le savoir.

Ils inversent ainsi l'ordre des opérations, ils oublient que pour savoir, il faut avant tout concevoir : le savoir n'est que le souvenir de la conception et il n'y a pas de savoir réel sans conception.

Il est certain, que la conception est loin d'être pour l'enfant une opération intellectuelle aussi facile que le souvenir : celui-ci exige peu d'efforts ; tandis que le cerveau est rebelle au travail de conception, c'est lui qui retarde les études et met obstacle au savoir réel ; il faut donc que les maîtres s'occupent particulièrement de cette dernière opération et qu'ils mettent tout en œuvre pour tâcher de la faciliter.

Or, la conception est une opération, qui peut être obtenue de deux manières différentes : l'une donne la conception objective, et l'autre la conception réfléchie.

La première se fait par l'impression des sens, le discernement des sensations perçues et leur interprétation ; la deuxième se fait au contraire, sans le secours des sens, par des artifices de langage, des procédés descriptifs, raisonnés et souvent compliqués.

De très bonne heure, l'enfant sait concevoir d'après la première manière, elle est facile même aux faibles intelligences ; tandis que la deuxième manière est souvent difficile pour les adultes, à plus forte raison pour les adolescents et elle dépasse généralement les aptitudes de l'enfant.

En conséquence si on veut faciliter les études et économiser les efforts des enfants, il faut autant que possible ne leur demander que des conceptions objectives; et cependant par un égarement étrange, dans les lycées on n'exige d'eux que des conceptions réfléchies.

Après avoir obtenu la conception par la méthode la plus facile, il reste encore à en favoriser le souvenir par l'emploi des procédés mnémotechniques, qui conviennent au savoir. La tâche est beaucoup plus aisée, mais il est encore rationnel de choisir les procédés les plus efficaces et les plus sûrs, tels que ceux des méthodes expérimentales ou mixtes et ne pas se borner exclusivement à des procédés de récitation : ceux-ci sont certainement très efficaces pour entretenir le souvenir des textes, mais très insuffisants pour graver profondément le souvenir des éléments sensoriels de la conception et les élèves ne peuvent qu'y perdre la trace du concret.

Après cette analyse, peut-on douter que la manière vicieuse d'enseigner ne soit pas la principale cause du surmenage cérébral ?

Quand les élèves ne sont pas surmenés, c'est qu'ils ont renoncé à comprendre et qu'ils se bornent aux exercices de mémoire, qui leur donnent les apparences du savoir.

Dans l'enseignement oral à outrance, les sens n'étant jamais exercés, puisqu'on ne les fait intervenir dans la conception, ni pour la produire, ni pour l'entretenir, s'invalident peu à peu, les sensations restent confuses, l'élève devient de moins en moins capable de les discerner, il perd la notion du concret, il ne lui reste que des formules abstraites et l'éducation universitaire aboutit inévitablement par ses méthodes aveugles à produire le type bien connu du bachelier stérile.

Il résulte de ces considérations que pour faciliter les études, les rendre fructueuses et éviter le surmenage, le professeur doit avant tout, n'employer que des méthodes d'instruction, s'adaptant directement au mécanisme de la faculté à mettre en jeu.

Toutes les fois qu'il s'agit d'enseigner des procédés ou des formules, de donner du savoir-faire et des habitudes, il s'adresse à la faculté d'*action*, et il ne doit pas oublier que son rôle est alors celui d'un *dresseur* : c'est-à-dire, qu'il doit astreindre les élèves par l'imitation à des exercices réglés avec soin, d'après les progressions générales de la gymnastique.

Toutes les fois qu'il s'agit de faire connaître des choses ou des faits, de les interpréter pour développer des idées et donner du savoir, il s'adresse à la faculté de *conception;* alors seulement son rôle peut être celui d'un conférencier, et encore à la condition que les démonstrations seront autant que possible expérimentales, c'est-à-dire, propres à évoquer avant tout les sensations, qui doivent être le point de départ d'interprétations, sinon immédiates, du moins avec l'intervention de procédés quelconques de discernement.

Répartition des programmes

Après avoir ainsi réglé le choix judicieux des méthodes d'instruction, suivant la nature des choses à enseigner, il faut encore composer les programmes conformément aux besoins de l'individu et de la société, puis les répartir suivant le développement des forces et l'impressionnabilité, qui appartiennent à chaque âge : cette répartition est encore fort délicate.

Il faut avant tout, que celui qui enseigne ait des idées directrices, qu'il sache pourquoi il fait étudier telle matière, plutôt que telle autre;

s'il ne le fait que pour suivre une tradition pédagogique, il ne peut y apporter qu'un intérêt médiocre, et méconnaître les besoins sociaux ou particuliers, auxquels il doit satisfaire par son enseignement.

L'élève ne doit pas non plus ignorer les motifs et le but de chaque matière enseignée, sinon il n'apporte à l'étude que son inconscience et sa passivité ; ou s'il cherche à s'orienter de lui-même, pour connaître ses besoins, à défaut d'objectif précis plus plausible, l'obtention des diplômes se présente naturellement à lui, comme le seul but sérieux de son éducation et c'est un but trop étroit.

L'enseignement primaire et l'enseignement secondaire préparant à toutes les professions, leur but à atteindre est rationnellement identique : il ne peut y avoir différence que dans le degré et dans la forme de l'instruction. Dans l'enseignement primaire il faut étudier les particularités, en les analysant pour les discerner et faire connaître leur interprétation usuelle. Dans l'enseignement secondaire, il faut sortir des particularités, embrasser les généralités et faire savoir les interprétations scientifiques.

Dans les deux cas, le programme doit être

encyclopédique, c'est-à-dire donner la connaissance des choses et des hommes.

La première fait l'objet de l'enseignement scientifique, la seconde celui de l'enseignement littéraire. C'est à tort que certains esprits considèrent les études littéraires comme des études de luxe, la connaissance des hommes et de leurs actes est au moins aussi utile que celle des choses : l'une et l'autre sont indispensables dans la vie, et il faut reconnaître que si la première doit être prépondérante dans certaines carrières libérales, la seconde doit nécessairement dominer dans l'éducation des ingénieurs, des industriels, des commerçants et des artisans. En conséquence, les parts à faire aux deux ordres de connaissances, peuvent à la rigueur varier dans l'enseignement secondaire selon la profession choisie ; et si le temps ou la capacité intellectuelle sont limités, la bifurcation des études devient légitime. Mais dans l'enseignement primaire, qui doit donner l'instruction fondamentale, commune à toutes les professions, il importe que les parts faites à ces connaissances soient sensiblement égales.

Or, les programmes de l'enseignement primaire, surtout dans les lycées, n'ont jamais été bien équilibrés sous ce rapport, car la part accordée à la connaissance usuelle des choses y a été longtemps nulle : aujourd'hui encore, elle n'est pas assez large relativement aux connaissances littéraires.

L'étude des choses étant beaucoup plus simple que celle des hommes, c'est évidemment par celle-là qu'il faut débuter pour faciliter les premiers pas. Mais dès que la faculté de concevoir a été suffisamment exercée par cette première étude, il faut se hâter d'aborder la seconde et s'efforcer de les mener toutes deux de front.

Tout d'abord l'enfant ne peut parler des choses qu'en véritable perroquet, car la conception est longtemps douteuse : il n'en faut pas moins commencer de bonne heure la leçon de choses dans sa forme la plus élémentaire : c'est-à-dire, de façon à donner par l'usage des sens, la signification des mots et la clef de la langue maternelle.

La leçon de choses doit ensuite se transformer, pour apprendre à l'enfant à s'étudier soi-même, à discerner ses sensations, en particulier certaines sensations émotives : on les fait dicerner d'abord à l'aide des procédés du langage et du dessin, puis bientôt à l'aide des procédés plus exacts, tels que ceux de l'arithmétique et de la géométrie.

Il est évident qu'à l'aide de cette étude graduelle des choses, le maître réussira, non seulement à développer les conceptions usuelles nécessaires à l'enfant, mais il l'initiera en même temps aux procédés essentiels de la faculté de connaître et aux divers emplois de ces procédés. Aucune méthode d'éducation ne semble plus propre à faire fonctionner tous les rouages de cette faculté complexe et les résultats, qu'il faut en attendre, seront moins souvent frustes.

Les conceptions étant développées, leur souvenir n'exigera plus qu'un travail de répétition fort secondaire.

L'enseignement des humanités, qui dans l'éducation primaire doit être conduit parallèlement à la leçon de choses, comporte au moins l'étude de la langue maternelle et de sa littérature, un aperçu de l'histoire des sociétés humaines et surtout la géographie et l'histoire nationales.

Déjà les leçons de choses ont donné la clef de la langue maternelle, il n'y a plus qu'à familiariser avec l'usage de cette langue : à cet effet, il suffirait de poursuivre encore les leçons de choses, en les développant ; mais il vaut mieux aborder immédiatement l'histoire et la géographie par des exercices de lecture, d'écriture ou de récitation, propres à graver le souvenir des formules courantes du langage, en précisant celles-ci à l'aide de la grammaire.

Pour l'enseignement de l'histoire et de la géographie, la mémoire des textes n'est pas tout, mais dans le jeune âge elle joue le plus grand rôle, et les conférences associées aux récitations, lui sont entièrement appropriées.

Dans les lycées, on ajoute à la langue française l'étude d'une langue vivante, l'allemand ou l'anglais, et d'une langue morte, le latin. Les premières ont un côté utilitaire, qui n'échappe à personne ; mais il n'en est pas de même de cette dernière, l'opinion générale est qu'elle charge un peu trop le programme primaire : elle trouverait sans doute mieux sa place dans l'enseignement secondaire à côté du grec. « En retranchant des exercices le superflu, on apprendrait mieux le nécessaire » (Montecuculli).

L'importance du grec a été fort diminuée dans ces dernières années, et il serait rationnel, de restreindre aussi le temps consacré au latin ; car cette langue, qui était jadis celle de l'église d'occident, de la littérature, des sciences, de la philosophie et des affaires publiques, n'est plus actuellement que la langue de l'histoire ancienne et du moyen-âge.

La traduction de textes authentiques est un excellent moyen, pour faire connaître les mœurs de ces temps passés et pour graver dans l'esprit les faits importants de l'histoire des peuples de l'occident ; elle a aussi l'avantage de faire connaître quelques formes originelles de la langue française ; mais on chercherait en vain aujourd'hui à l'étude du latin et du grec d'autre portée utile, et il faut restreindre à cette juste proportion l'enseignement des langues mortes, si l'on ne veut exiger une dépense inutile de travail et gaspiller le temps précieux de la jeunesse.

« Avant de consacrer tant d'années, à apprendre ce que dictent la mode ou le caprice, ne serait-il pas sage de comparer les résultats qu'on doit obtenir ainsi, avec ceux que l'on obtiendrait en employant autrement le temps » (Herbert Spencer).

La gymnastique intellectuelle, que l'université a toujours préconisée dans l'étude des langues mortes comme indispensable à certains perfectionnements des facultés natives, ne pourrait être que doublement profitable, si les mêmes exercices portaient sur des connaissances utilisables dans toutes les carrières.

Le latin et le grec étant aujourd'hui d'une utilité si contestée, il paraît très opportun d'y substituer l'étude des langues vivantes.

La vapeur et l'électricité ont partout multiplié les moyens de communication entre les différents peuples, en effaçant les distances, et la diffusion des langues modernes est un complément indispensable des grands progrès, survenus ainsi, dans les relations internationales.

Pendant ce temps l'université est restée confinée dans ses traditions, alors qu'elle doit évoluer aussi et réviser de temps à autre ses programmes, en s'appliquant à rechercher les besoins nouveaux des sociétés modernes, en se pénétrant surtout de l'importance relative de ceux-ci, pour s'efforcer d'y répondre.

Toutefois, les imperfections actuelles de l'enseignement secondaire ne sont pas entièrement imputables à la composition des programmes :

elles résultent surtout de l'insuffisance de l'enseignement primaire, assurément le plus difficile, et qui est loin de donner à tous l'instruction fondamentale nécessaire.

Pour aborder les études secondaires, et pouvoir s'initier facilement aux procédés plus compliqués des sciences exactes et naturelles, aussi bien qu'aux subtilités littéraires, il faudrait évidemment, que l'esprit de l'adolescent soit toujours au préalable très familiarisé avec le travail de conception objective et réfléchie; il ne devient accessible aux méthodes orales expéditives, qu'après cette préparation spéciale, que doit donner l'éducation primaire et qui jusqu'ici a fait généralement défaut.

Les leçons orales pourraient alors être employées avec moins d'hésitation et seraient généralement suffisantes, soit pour entretenir et amplifier le souvenir des choses et des faits déjà connus, soit pour perfectionner leur interprétation et formuler enfin les lois générales, qui font l'objet principal des sciences et de la philosophie.

Pour être stable, l'édifice scientifique ne peut être surélevé et terminé, si des bases solides n'ont pas été jetées par de bonnes études primaires : rationnellement les réformes de l'instruction publique devraient porter d'abord sur ces bases, plutôt que sur le couronnement.

Il faudrait donc avant tout remanier les méthodes et les programmes de l'enseignement primaire des lycées, avec la compétence spéciale que donne l'expérience pédagogique, en tenant compte des données anthropologiques sur les différents modes de fonctionnement des facultés d'action et de conception.

Il faudrait aussi adopter un plan philosophique mieux équilibré, qui donnerait l'instruction encyclopédique élémentaire sur les choses et les hommes, autant que possible par l'analyse directe des sens.

L'enseignement secondaire serait une continuation systématique de ce même plan d'études, mais en élargissant l'horizon par des analyses plus abstraites et par des synthèses scientifiques, qui élèveront peu à peu l'esprit jusqu'aux conceptions philosophiques d'ensemble, lesquelles sont l'objectif final de toute éducation libérale.

Ce n'est que par cette organisation plus rationnelle de l'éducation, dans laquelle il est tenu compte de tous les facteurs importants du problème à résoudre, que l'on peut espérer, tout en donnant satisfaction aux besoins des sociétés modernes, entraîner le corps et l'esprit de la jeunesse par des travaux progressifs et salutaires ; ceux-ci, n'exigeant plus des facultés d'efforts vains ou inutiles, sauvegarderont du surmenage et de ses funestes conséquences.

TABLE DES MATIÈRES

Imprimerie des Écoles, HENRI JOUVE, 15, rue Racine, Paris

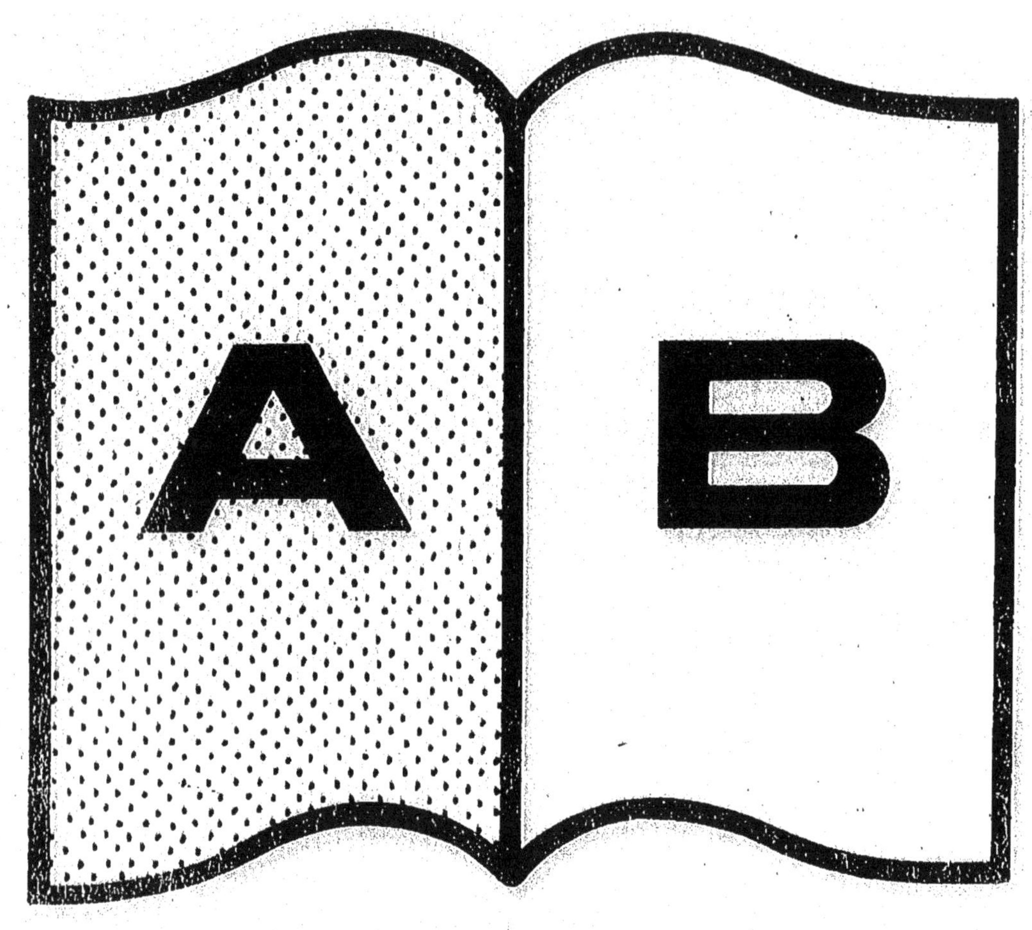

Contraste insuffisant

NF Z 43-120-14

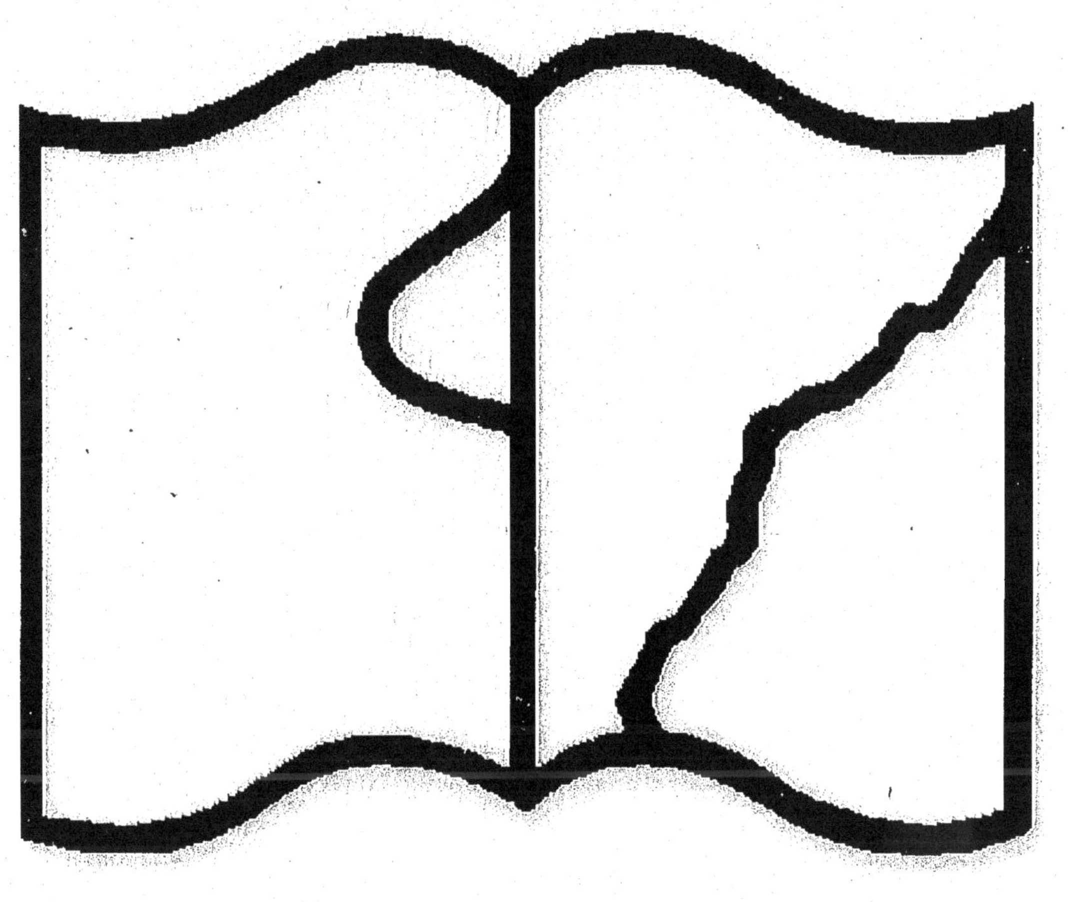

Texte détérioré - reliure défectueuse

NF Z 43-120-11